U0308510

中 医 必 背

—蓝宝书—

第 2 版

主　编　刘更生

副主编　郭　栋

编　委　张庆祥　张思超

　　　　张永臣　宋咏梅

　　　　王　欣　艾　莹

中国中医药出版社

·北　京·

图书在版编目（CIP）数据

中医必背蓝宝书／刘更生主编．—2 版．—北京：中国中医药出版社，2016.7（2022.3重印）

ISBN 978 - 7 - 5132 - 3459 - 7

Ⅰ．①中… Ⅱ．①刘… Ⅲ．①中医学 - 基本知识 Ⅳ．①R2

中国版本图书馆 CIP 数据核字（2016）第 125401 号

中国中医药出版社出版

北京经济技术开发区科创十三街 31 号院二区 8 号楼

邮政编码　100176

传真　010 - 64405721

三河市同力彩印有限公司印刷

各地新华书店经销

开本 787 × 1092　1/64　印张 4.25　字数 86 千字

2016 年 7 月第 2 版　2022 年 3 月第 6 次印刷

书　号　ISBN 978 - 7 - 5132 - 3459 - 7

定价　19.80 元

网址　www.cptcm.com

服务热线　010 - 64405510

购书热线　010 - 89535836

侵权打假　010 - 64405753

微信服务号　zgzyycbs

微商城网址　https://kdt.im/LIdUGr

官方微博　http://e.weibo.com/cptcm

天猫旗舰店网址　https://zgzyycbs.tmall.com

如有印装质量问题请与本社出版部联系（010 - 64405510）

中医的根底

（朱序）

治中国传统学问历来是讲究根底的，而且这根底必须在入门时就牢牢打下。学中医自不例外，入门首先要过的就是背诵这一关，练背功是中医立根底、打基础的不二法门。

背诵的内容不外乎"经"与"用"两方面，"经"是指备受推崇、历久弥新的中医经典著作，"用"是确切实用的中医基本知识。文以载道，中医经典是中医学术和中医思维的载体，只有经典烂熟于心，才能领悟中医之精妙，临证如有源头活水，底气充足，思路灵活，疗效确切。"自古医家出经典"，经典的功夫越深，发展的后劲越大，这是古今医家成才的共同经验。

墨子云："志不强者，智不达。"背诵是一项颇费工夫的事，而且是别人不能代行的，只有自己去下一番苦工夫，才能得其精髓。诵读只有"吃苦在前"，才能"享受在后"，不能等到理解了再背诵，因为理解是没有止境的。经典的奥义，只有先背下来再去体会才真切。所谓"书读百遍，其义自见"，即是此意。

中医的根底在于背诵经典，近来已成共识。但"背什么、背多少、如何背"却让初入门径者莫衷一是，甚或有些迷茫。山东中医药大学刘更生教授等于 2003 年即编《中医经典必背》，印行数千册，颇得师生好评。

今又在此基础上，集思广益，精心编辑《中医必背红宝书》《中医必背蓝宝书》，内容既有《内》《难》《伤寒》等中医经典，又有中药、方剂、诊法、针灸等歌赋，选择精审，方便实用。名曰"必背"，实亦中医入门之必备。

乐此嘉善之举，故为之序。

编写说明

背诵是学习中医必修的功课，有些内容需要反复诵读，涵泳其间。但背什么、背多少、怎么背，则常常使初学者感到困惑。为此，我们曾于2003年编写《中医经典必背》（内部印行），取得良好效果。在此基础上，并结合《名老中医之路》97名前辈的背诵经验，精选重要内容，于2010年编成《中医必背红宝书》《中医必背蓝宝书》，以供诵读之需。

《中医必背红宝书》精选中医经典中的重要篇章、段落、条文，包括《黄帝内经素问》《灵枢经》《黄帝八十一难经》《神农本草经》《伤寒论》《金匮要略》《温热论》《温病条辨》

等。《中医必背蓝宝书》为中医基本知识，包括总括、中药、方剂、诊法、针灸 5 个部分，主要选取实用、易记的歌赋。

两书出版以来，广受读者欢迎，为进一步提升内容的实用性，第 2 版主要完成三项工作：一是对《黄帝内经素问》《灵枢经》原文及针灸部分的内容进行了适当的调整与增删；二是在方歌部分增加了所选方剂的出处；三是改正了第 1 版的文字讹误。

编写原则与使用方法说明如下：

1. 《黄帝内经素问》《灵枢经》以人民卫生出版社 1963 年排印本为底本，《黄帝八十一难经》以 1956 年人民卫生出版社影印《难经集注》为底本，《神农本草经》以 1995 年人民卫生出版社《神农本草经辑注》为底本，《伤寒论》以 2004 年中国中医药出版社新世纪全国高等中医药院校七年制规划教材为底本，《金匮要略》以1985年上海科技出版社高等医药院校教材《金匮要略讲义》为底本，其余基本上按教材或通行本选录。

2. 所选内容只录应背的原文，原书注释不选，亦不加新的注释。欲详细了解及深入理解各书内容，当阅读原书。

3. 底本中的繁体字改为规范简体字，明显误字及影响初学者阅读的个别文字径改为规范正字，其余文字遵从底本。

4.《黄帝内经素问》《灵枢经》各篇未全选者，于所选部分前冠以"★"。

5. 条文有序号者，均以阿拉伯码置于正文之前。方歌按方名笔画排序。

6. 背诵次序及内容可根据个人专业、能力加以选择。

承蒙国医大师朱良春先生为本书赐序，特致谢忱！

山东中医药大学　刘更生
2016 年 5 月

大 医 精 诚

孙思邈

张湛曰：夫经方之难精，由来尚矣。今病有内同而外异，亦有内异而外同，故五藏六府之盈虚，血脉荣卫之通塞，固非耳目之所察，必先诊候以审之。而寸口关尺有浮沉弦紧之乱，俞穴流注有高下浅深之差，肌肤筋骨有厚薄刚柔之异，唯用心精微者，始可与言于兹矣。今以至精至微之事，求之于至粗至浅之思，其不殆哉！若盈而益之，虚而损之，通而彻之，塞而壅之，寒而冷之，热而温之，是重加其疾，而望其生，吾见其死矣。故医方卜筮，艺能之难精者也。既非神授，何以得其幽微。世有愚者，读方三年，便谓天下无病可治；及治病三年，乃知天下无方可用。故学者必须博极医源，精勤不倦，不得道听途说，而言医道已了，深自误哉！

凡大医治病，必当安神定志，无欲无求，先发大慈恻隐之心，誓愿普救含灵之苦。若有疾厄来求救者，不得问其贵贱贫富，长幼妍蚩，怨亲善友，华夷愚智，普同一等，皆如至亲之想。亦不得瞻前顾后，自虑吉凶，护惜身命。见彼苦恼，若己有之，深心凄怆。勿避险巇，昼夜寒暑，饥渴疲劳，一心赴救，无作功夫形迹之心。如此可为苍生大医，反此则是含灵巨贼。自古名贤治病，多用生命以济危急，虽曰贱畜贵人，至于爱命，人畜一也，损彼益己，物情同患，况于人乎？夫杀生求生，去生更远。吾今此方，所以不用生命为药者，良由此也。其虻虫、水蛭之属，市有先死者，则市而用之，不在此例。只如鸡卵一物，以其混沌未分，必有大段要急之处，不得已隐忍而用之。能不用者，斯为大哲亦所不及也。其有患疮痍、下痢，臭秽不可瞻视，人所恶见者，但发惭愧、凄怜、忧恤之意，不得起一念蒂芥之心，是吾之志也。

夫大医之体，欲得澄神内视，望之俨然；宽裕汪汪，不皎不昧；省病诊疾，至意深心；详察形候，纤毫勿失；处判针药，无得参差。虽曰病宜速救，要须临事不惑。唯当审谛覃思，不得于性命之上，率尔自逞俊快，邀射名誉，甚不仁矣。又到病家，纵绮罗满目，勿左右顾眄；丝竹凑耳，无得似有所娱；珍羞迭荐，食如无味；醽醁兼陈，看有若无。所以尔者，夫一人向隅，满堂不乐，而况病人苦楚，不离斯须，而医者安然欢娱，傲然自得，兹乃人神之所共耻，至人之所不为。斯盖医之本意也。

夫为医之法，不得多语调笑，谈谑喧哗，道说是非，议论人物，炫耀声名，訾毁诸医，自矜己德。偶然治瘥一病，则昂头戴面，而有自许之貌，谓天下无双，此医人之膏肓也。

老君曰：人行阳德，人自报之；人行阴德，鬼神报之。人行阳恶，人自报之；人行阴恶，鬼神害之。寻此二途，阴阳报施，岂诬也哉。所以医人不得恃己所长，专心经略财物，但作救苦之心，于冥运道中，自感多福者耳。又不得以彼富贵，处以珍贵之药，令彼难求，自炫功能，谅非忠恕之道。志存救济，故亦曲碎论之，学者不可耻言之鄙俚也。

目　　录

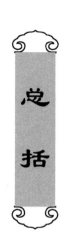

总括

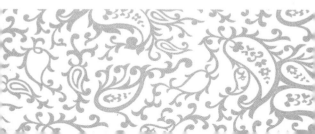

医学三字经

医学源流第一

医之始，本岐黄，
灵枢作，素问详，
难经出，更洋洋。
越汉季，有南阳，
六经辨，圣道彰，
伤寒著，金匮藏，
垂方法，立津梁。
李唐后，有千金，
外台继，重医林。
后作者，渐浸淫，
红紫色，郑卫音。

迨东垣，重脾胃，
温燥行，升清气，
虽未醇，亦足贵。
若河间，专主火，
遵之经，断自我，
一二方，奇而妥。
丹溪出，罕与俦，
阴宜补，阳勿浮，
杂病法，四字求。
若子和，主攻破，
中病良，勿太过。
四大家，声名噪，
必读书，错名号。
明以后，须酌量，
详而备，王肯堂。
薛氏按，说骑墙。
士材说，守其常。
景岳出，著新方。
石顽续，温补乡。
献可论，合二张。

诊脉法，濒湖昂。
数子者，各一长，
揆诸古，亦荒唐，
长沙室，尚彷徨。
惟韵伯，能宪章。
徐尤著，本喻昌。
大作者，推钱塘，
取法上，得慈航。

中风第二

人百病，首中风，
骤然得，八方通。
闭与脱，大不同，
开邪闭，续命雄，
固气脱，参附功。
顾其名，思其义，
若舍风，非其治。
火气痰，三子备，
不为中，名为类，
合而言，小家技。

喑喎斜，昏仆地，
急救先，柔润次，
填窍方，宗金匮。

虚痨第三

虚痨病，从何起，
七情伤，上损是，
归脾汤，二阳旨。
下损由，房帏迩，
伤元阳，亏肾水，
肾水亏，六味拟。
元阳伤，八味使，
各医书，技止此。
甘药调，回生理，
建中汤，金匮轨，
薯蓣丸，风气弭，
䗪虫丸，干血已，
二神方，能起死。

咳嗽第四

气上呛，咳嗽生，
肺最重，胃非轻。
肺如钟，撞则鸣，
风寒入，外撞鸣，
痨损积，内撞鸣。
谁治外，六安行，
谁治内，虚痨程，
挟水气，小龙平，
兼郁火，小柴清，
姜细味，一齐烹，
长沙法，细而精。

疟疾第五

疟为病，属少阳，
寒与热，若回翔，
日一发，亦无伤，
三日作，势猖狂。
治之法，小柴方，

热偏盛，加清凉，
寒偏重，加桂姜，
邪气盛，去参良，
常山入，力倍强。
大虚者，独参汤，
单寒牝，理中匡，
单热瘅，白虎详。
法外法，辨微茫，
消阴翳，制阳光，
太仆注，慎勿忘。

痢证第六

湿热伤，赤白痢，
热胜湿，赤痢渍，
湿胜热，白痢坠，
调行箴，须切记。
芍药汤，热盛饵，
平胃加，寒湿试。
热不休，死不治，
痢门方，皆所忌。

桂葛投，鼓邪出，
外疏通，内畅遂，
嘉言书，独得秘，
寓意存，补金匮。

心腹痛胸痹第七

心胃疼，有九种，
辨虚实，明轻重，
痛不通，气血壅，
通不痛，调和奉。
一虫痛，乌梅丸；
二注痛，苏合研；
三气痛，香苏专；
四血痛，失笑先；
五悸痛，妙香诠；
六食痛，平胃煎；
七饮痛，二陈咽；
八冷痛，理中全；
九热痛，金铃痊。
腹中痛，照诸篇。

金匮法，可回天，
诸方论，要拳拳。
又胸痹，非偶然，
薤白酒，妙转旋，
虚寒者，建中填。

隔食反胃第八

隔食病，津液干，
胃脘闭，谷食难。
时贤法，左归餐，
胃阴展，贲门宽。
启膈饮，理一般，
推至理，冲脉干。
大半夏，加蜜安，
金匮秘，仔细看。
若反胃，实可叹，
朝暮吐，分别看，
乏火化，属虚寒，
吴萸饮，独附丸，
六君类，俱神丹。

气喘第九

喘促证，治分门，
卤莽辈，只贞元，
阴霾盛，龙雷奔。
实喘者，痰饮援，
葶苈饮，十枣汤，
青龙辈，撤其藩。
虚喘者，补而温，
桂苓类，肾气论。
平冲逆，泄奔豚，
真武剂，治其源。
金水母，主诸坤，
六君子，妙难言，
他标剂，忘本根。

血证第十

血之道，化中焦，
本冲任，中溉浇，
温肌腠，外逍遥，

总括

·11·

六淫逼，经道摇，
宜表散，麻芍条。
七情病，溢如潮，
引导法，草姜调。
温摄法，理中超，
凉泻法，令瘀消，
赤豆散，下血标。
若黄土，实翘翘，
一切血，此方饶。

水肿第十一

水肿病，有阴阳，
便清利，阴水殃，
便短缩，阳水伤。
五皮饮，元化方，
阳水盛，加通防；
阴水盛，加桂姜。
知实肿，萝枳商，
知虚肿，参术良，
兼喘促，真武汤。

从俗好，别低昂，
五水辨，金匮详，
补天手，十二方，
肩斯道，勿炎凉。

胀满蛊胀第十二

胀为病，辨实虚，
气骤滞，七气疏，
满拒按，七物祛，
胀闭痛，三物锄。
若虚胀，且踌躇，
中央健，四旁如，
参竺典，大地舆。
单腹胀，实难除，
山风卦，指南车，
易中旨，费居诸。

暑证第十三

伤暑证，动静商。
动而得，热为殃；

六一散，白虎汤。
静而得，起贪凉。
恶寒象，热逾常，
心烦辨，切莫忘。
香薷饮，有专长，
大顺散，从症方，
生脉散，久服康。
东垣法，防气伤，
杂说起，道弗彰。
若精蕴，祖仲师，
太阳病，旨在兹。
经脉辨，标本歧，
临证辨，法外思，
方两出，大神奇。

泄泻第十四

湿气胜，五泻成。
胃苓散，厥功宏，
湿而冷，莫附行，
湿有热，连芩程，

湿挟积，曲楂迎，
虚兼湿，参附苓。
脾肾泻，近天明，
四神服，勿纷更。
恒法外，内经精，
肠脏说，得其情，
泻心类，特叮咛。

眩晕第十五

眩晕症，皆属肝，
肝风木，相火干，
风火动，两动抟，
头旋转，眼纷繁，
虚痰火，各分观，
究其旨，总一般。
痰火亢，大黄安，
上虚甚，鹿茸餐，
欲下取，求其端，
左归饮，正元丹。

呕哕吐第十六呃逆附

呕吐哕，皆属胃。
二陈加，时医贵，
玉函经，难仿佛，
小柴胡，少阳谓，
吴茱萸，平酸味。
食已吐，胃热沸，
黄草汤，下其气。
食不入，火堪畏，
黄连汤，为经纬。
若呃逆，代赭汇。

癫狂痫第十七

重阳狂，重阴癫，
静阴象，动阳宣。
狂多实，痰宜蠲，
癫虚发，石补天。
忽搐搦，痫病然，
五畜状，吐痰涎。

有生病，历岁年。
火气亢，芦荟平，
痰积癥，丹矾穿。
三证本，厥阴愆，
体用变，标本迁，
伏所主，所因先。
收散互，逆从连，
和中气，妙转旋，
悟到此，治立痊。

五淋癃闭赤白浊遗精第十八

五淋病，皆热结，
膏石劳，气与血。
五淋汤，是秘诀，
败精淋，加味啜，
外冷淋，肾气咽。
点滴无，名癃闭，
气道调，江河决，
上窍通，下窍泄，
外窍开，水源凿，

分利多，医便错。
浊又殊，窍道别，
前饮投，精愈涸，
肾套谈，理脾恪，
分清饮，佐黄柏，
心肾方，随补缀。
若遗精，另有说，
有梦遗，龙胆折，
无梦遗，十全设，
坎离交，亦不切。

疝气第十九

疝任病，归厥阴，
寒筋水，气血寻，
狐出入，癫顽麻，
专治气，景岳箴。
五苓散，加减斟，
茴香料，著医林，
痛不已，须洗淋。

痰饮第二十

痰饮源，水气作，
燥湿分，治痰略，
四饮名，宜斟酌，
参五脏，细量度，
补和攻，视强弱。
十六方，各凿凿，
温药和，博返约，
阴霾除，阳光灼。
滋润流，时医错。
真武汤，水归壑，
白散方，窥秘钥。

消渴第二十一

消渴证，津液干，
七味饮，一服安。
金匮法，别三般，
二阳病，治多端，
少阴病，肾气寒，

厥阴证，乌梅丸。
变通妙，燥热餐。

伤寒瘟疫第二十二

伤寒病，极变迁，
六经法，有真传。
头项痛，太阳编；
胃家实，阳明编；
眩苦呕，少阳编；
吐利痛，太阴编；
但欲寐，少阴编；
吐蛔渴，厥阴编。
长沙论，叹高坚，
存津液，是真诠，
汗吐下，温清悬，
补贵当，方而圆。
规矩废，甚于今，
二陈尚，九味寻，
香苏外，平胃临，
汗源涸，耗真阴，

邪传变，病日深，
目击者，实痛心，
医医法，脑后针。
若瘟疫，治相侔，
通圣散，两解求，
六法备，汗为尤，
达原饮，昧其由，
司命者，勿逐流。

妇人经产杂病第二十三

妇人病，四物良，
月信准，体自康。
渐早至，药宜凉；
渐迟至，重桂姜。
错杂至，气血伤，
归脾法，主二阳，
兼郁结，逍遥长。
种子者，即此详，
经闭塞，禁地黄。
孕三月，六君尝，

安胎法，寒热商。
难产者，保生方，
开交骨，归芎乡，
血大下，补血汤。
脚小趾，艾火炀，
胎衣阻，失笑匡。
产后病，生化将，
合诸说，俱平常，
资顾问，亦勿忘。
精而密，长沙室，
妊娠篇，丸散七，
桂枝汤，列第一，
附半姜，功超轶，
内十方，皆法律。
产后篇，有神术，
小柴胡，首特笔，
竹叶汤，风痓疾，
阳旦汤，功与匹，
腹痛条，须详悉，
羊肉汤，疗痛谧，

痛满烦，求枳实，
著脐痛，下瘀吉，
痛而烦，里热窒，
攻凉施，毋固必。
杂病门，还熟读，
二十方，效俱速，
随证详，难悉录，
惟温经，带下服，
甘麦汤，脏躁服，
药到咽，效可卜，
道中人，须造福。

小儿第二十四

小儿病，多伤寒，
稚阳体，邪易干。
凡发热，太阳观，
热未已，变多端，
太阳外，仔细看，
遵法治，危而安。
若吐泻，求太阴，

吐泻甚，变风淫，
慢脾说，即此寻。
阴阳证，二太擒，
千古秘，理蕴深。
即痘疹，此传心，
谁同志，度金针。

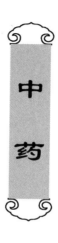

中

药

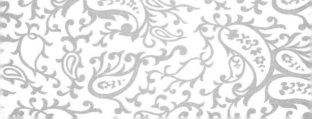

药 性 赋

寒 性

诸药赋性，此类最寒。

犀角解乎心热，

羚羊清乎肺肝。

泽泻利水通淋而补阴不足，

海藻散瘿破气而治疝何难。

闻之**菊花**能明目而清头风，

射干疗咽闭而消痈毒。

薏苡理脚气而除风湿，

藕节消瘀血而止吐衄。

瓜蒌子下气润肺喘兮，又且宽
中；

车前子止泻利小便兮，尤能明目。

是以**黄柏**疮用，

兜铃嗽医。

地骨皮有退热除蒸之效，

薄荷叶宜消风清肿之施。

宽中下气，**枳壳**缓而**枳实**速也；

疗肌解表，**干葛**先而**柴胡**次之。

百部治肺热，咳嗽可止；

栀子凉心肾，鼻衄最宜。

玄参治热结毒痈，清利咽膈；

升麻消风热肿毒，发散疮痍。

尝闻**腻粉**抑肺而敛肛门，

金箔镇心而安魂魄。

茵陈主黄疸而利水，

瞿麦治热淋之有血。

朴硝通大肠，破血而止痰癖；

石膏治头疼，解肌而消烦渴。

前胡除内外之痰实，

滑石利六腑之涩结。

天门冬止嗽，补血涸而润肝心；

麦门冬清心，解烦渴而除肺热。

又闻治虚烦、除哕呕，须用**竹茹**；

通便秘、导瘀血，必资**大黄**。

宣黄连治冷热之痢，又厚胃肠而止泻；

淫羊藿疗风寒之痹，且补阴虚而助阳。

茅根止血与吐衄，

石韦通淋于小肠。

熟地黄补血，且疗虚损；

生地黄宣血，更医眼疮。

赤芍药破血而疗腹痛，烦热亦解；

白芍药补虚而生新血，退热尤良。

若乃消肿满、逐水于**牵牛**；

除毒热、杀虫于**贯众**。

金铃子治疝气而补精血，

萱草根治五淋而消乳肿。

侧柏叶治血山崩漏之疾，

香附子理血气妇人之用。

地肤子利膀胱，可洗皮肤之风；

山豆根解热毒，能止咽喉之痛。

白鲜皮去风、治筋弱而疗足顽痹；

旋覆花明目、治头风而消痰嗽壅。

又况荆芥穗清头目、便血，疏风散疮之用；

瓜蒌根疗黄疸、毒痈，消渴解痰之忧。

地榆疗崩漏，止血止痢；

昆布破疝气，散瘿散瘤。

疗伤寒，解虚烦，淡竹叶之功倍；

除结气，破瘀血，牡丹皮之用同。

知母止嗽而骨蒸退，

牡蛎涩精而虚汗收。

贝母清痰止咳嗽而利心肺；

桔梗下气利胸膈而治咽喉。

若夫黄芩治诸热，兼主五淋，

槐花治肠风，亦医痔痢。

常山理痰结而治温疟，

葶苈泻肺喘而通水气。

此六十六种药性之寒者也。

热　性

药有温热，又当审详。

欲温中以荜茇，

用发散以生姜。

五味子止嗽痰，且滋肾水；

腽肭脐疗劳瘵，更壮元阳。

原夫川芎祛风湿，补血清头；

续断治崩漏，益筋强脚。

麻黄表汗以疗咳逆，

韭子助阳而医白浊。

川乌破积，有消痰治风痹之功；

天雄散寒，为祛湿助精阳之药。

观夫**川椒**达下，

干姜暖中。

胡芦巴治虚冷之疝气，

生卷柏破癥瘕而血通。

白术消痰壅，温胃兼止吐泻；

菖蒲开心气，散冷更治耳聋。

丁香快脾胃而止吐逆，

良姜止心气痛之攻冲。

肉苁蓉填精益肾，

石硫黄暖胃驱虫。

胡椒主祛痰而除冷，

秦椒主攻痛而祛风。

吴茱萸疗心腹之冷气，

灵砂定心脏之怔忡。

盖夫散肾冷，助脾胃，须**荜澄茄**；

疗心痛，破积聚，用**蓬莪术**。

缩砂止吐泻安胎，化酒食之剂；

附子疗虚寒反胃，壮元阳之力。

白豆蔻治冷泻，疗痛止痛于**乳香**；

红豆蔻止吐酸，消血杀虫于**干漆**。

岂知**鹿茸**生精血，腰脊崩漏之均补；

虎骨壮筋骨，寒湿毒风之并祛。

檀香定霍乱，而心气之痛愈；

鹿角秘精髓，而腰脊之痛除。

消肿益血于**米醋**，

下气散寒于**紫苏**。

扁豆助脾，则**酒**有行药破结之用；

麝香开窍，则**葱**为通中发汗之需。

尝观**五灵脂**治崩漏，理血气之刺痛；

麒麟竭止血出，疗金疮之伤折。

麋茸壮阳以助肾，

当归补虚而养血。

乌贼骨止带下，且除崩漏目翳；

鹿角胶住血崩，能补虚羸劳绝。

白花蛇治瘫痪，除风痒之癣疹；

乌梢蛇疗不仁，去疮疡之风热。

图经云**乌药**有治冷气之理，

禹余粮乃疗崩漏之因。

巴豆利痰水，能破寒积；

独活疗诸风，不论久新。

山茱萸治头晕遗精之药，

白石英医咳嗽吐脓之人。

厚朴温胃而去呕胀，消痰亦验；

肉桂行血而疗心痛，止汗如神。

是则**鲫鱼**有温胃之功，

代赭乃镇肝之剂。

沉香下气补肾，定霍乱之心痛；

橘皮开胃去痰，导壅滞之逆气。

此六十种药性之热者也。

温　性

温药总括，医家素谙。

木香理乎气滞，
半夏主于湿痰。
苍术治目盲，燥脾去湿宜用；
萝卜去膨胀，下气制面尤堪。
况夫钟乳粉补肺气，兼疗肺虚；
青盐治腹痛，且滋肾水。
山药而腰湿能医，
阿胶而痢嗽皆止。
赤石脂治精浊而止泻，兼补崩中；
阳起石暖子宫以壮阳，更疗阴痿。

诚以紫菀治嗽，
防风祛风。
苍耳子透脑止涕，
威灵仙宣风通气。
细辛去头风，止嗽而疗齿痛；
艾叶治崩漏，安胎而医痢红。
羌活明目驱风，除湿毒肿痛；
白芷止崩治肿，疗痔漏疮痈。

若乃**红蓝花**通经，治产后恶血之余；

刘寄奴散血，疗汤火金疮之苦。

减风湿之痛则**茵芋叶**，

疗折伤之症则**骨碎补**。

藿香叶辟恶气而定霍乱，

草果仁温脾胃而止呕吐。

巴戟天治阴疝白浊，补肾尤滋；

玄胡索理气痛血凝，调经有助。

尝闻**款冬花**润肺，祛痰嗽以定喘；

肉豆蔻温中，止霍乱而助脾。

抚芎走经络之痛，

何首乌治疮疥之资。

姜黄能下气，破恶血之积；

防己宜消肿，去风湿之施。

藁本除风，主妇人阴痛之用；

仙茅益肾，扶元气虚弱之衰。

乃曰**破故纸**温肾，补精髓与劳伤；

宣木瓜入肝，疗脚气并水肿。

杏仁润肺燥，止嗽之剂；

茴香治疝气，肾痛之用。

诃子生精止渴，兼疗滑泄之疴；

秦艽攻风逐水，又除肢节之痛。

槟榔豁痰而逐水，杀寸白虫；

杜仲益肾而添精，去腰膝重。

当知**紫石英**疗惊悸崩中之疾，

橘核仁治腰痛疝气之瘕。

金樱子兮涩遗精，

紫苏子兮下气涎。

淡豆豉发伤寒之表，

大小蓟除诸血之鲜。

益智安神，治小便之频数；

麻仁润肺，利六腑之燥坚。

抑又闻补虚弱，排疮脓，莫若**黄芪**；

强腰脚，壮筋骨，无如**狗脊**。

菟丝子补肾以明目，

马蔺花治疝而有益。

此五十四种药性之温者也。

平　性

详论药性，平和惟在。

以**硇砂**而去积，

用**龙齿**以安魂。

青皮快膈除鼓胀，且利脾胃；

芡实益精治白浊，兼补真元。

原夫**木贼草**去目翳，崩漏亦医；

花蕊石治金疮，血行即却。

决明和肝气，治眼之剂；

天麻主头眩，祛风之药。

甘草和诸药而解百毒，盖以性平；

石斛平胃气而补肾虚，更医脚弱。

观乎**商陆**治肿，

覆盆益精。

琥珀安神而破血，

朱砂镇心而有灵。

牛膝强足补精，兼疗腰痛；

龙骨止汗住泄，更治血崩。

甘松理风气而痛止，

蒺藜疗风疮而目明。

人参润肺宁心，开脾助胃；

蒲黄止崩治衄，消瘀调经。

岂不知**南星**醒脾，去惊风痰吐之忧；

三棱破积，除血块气滞之症。

没食主泄泻而神效，

皂角治风痰而响应。

桑螵蛸疗遗精之泄，

鸭头血医水肿之盛。

蛤蚧治劳嗽，**牛蒡子**疏风壅之痰；

全蝎主风瘫，**酸枣仁**去怔忡之病。

尝闻**桑寄生**益血安胎，且止腰痛；

大腹子去膨下气，亦令胃和。

小草、远志，俱有宁心之妙；

木通、猪苓，尤为利水之多。

莲肉有清心醒脾之用，

没药乃治疮散血之科。

郁李仁润肠宣水，去浮肿之疾；

茯神宁心益智，除惊悸之疴。

白茯苓补虚劳，多在心脾之有

眚；

赤茯苓破结血，独利水道以无

毒。

因知麦芽有助脾化食之功，

小麦有止汗养心之力。

白附子去面风之游走，

大腹皮治水肿之泛溢。

椿根白皮主泻血，

桑根白皮主喘息。

桃仁破瘀血，兼治腰痛；

神曲健脾胃，而进饮食。

五加皮坚筋骨以立行，

柏子仁养心神而有益。

抑又闻**安息香**辟恶，且止心腹之痛；

冬瓜仁醒脾，实为饮食之资。

僵蚕治诸风之喉闭，

百合敛肺劳之嗽萎。

赤小豆解热毒，疮肿宜用；

枇杷叶下逆气，哕呕可医。

连翘排疮脓与肿毒，

石楠叶利筋骨与毛皮。

谷芽养脾，**阿魏**除邪气而破积；

紫河车补血，**大枣**和药性以开脾。

然而**鳖甲**治劳疟，兼破癥瘕；

龟甲坚筋骨，更疗崩疾。

乌梅主便血疟痢之用，

竹沥治中风声音之失。

此六十八种药性之平者也。

中
药

附：

十八反歌

本草明言十八反，
半蒌贝蔹及攻乌，
藻戟遂芫俱战草，
诸参辛芍叛藜芦。

十九畏歌

硫黄原是火中精，
朴硝一见便相争；
水银莫与砒霜见，
狼毒最怕密佗僧；
巴豆性烈最为上，
偏与牵牛不顺情；
丁香莫与郁金见，
牙硝难合京三棱；
川乌草乌不顺犀，
人参最怕五灵脂；

官桂善能调冷气，
若逢石脂便相欺。
大凡修合看顺逆，
炮熿炙煿莫相依。

六陈歌

枳壳陈皮半夏齐，
麻黄狼毒及茱萸，
六般之药宜陈久，
入药方知奏效奇。

妊娠用药禁忌歌

蚖斑水蛭及虻虫，
乌头附子配天雄；
野葛水银并巴豆，
牛膝薏苡与蜈蚣；
三棱芫花代赭麝，
大戟蝉蜕黄雌雄；
牙硝芒硝牡丹桂，
槐花牵牛皂角同；

半夏南星与通草，
瞿麦干姜桃仁通；
硇砂干漆蟹爪甲，
地胆茅根与䗪虫。

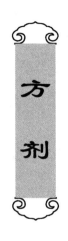

方剂

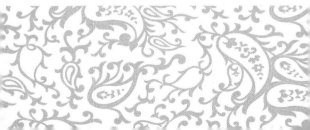

一贯煎 (《续名医类案》)

一贯煎中生地黄，
沙参归杞麦冬藏，
少佐川楝疏肝气，
阴虚肝郁此方良。

二仙汤 (《妇产科学》)

二仙温肾益阴剂，
仙茅巴戟仙灵脾，
黄柏知母与当归，
肾虚火旺服之宜。

二妙散（《丹溪心法》）

三妙散（《医学正传》）

四妙散（《成方便读》）

二妙散中苍柏兼，

若云三妙牛膝添，

再加苡仁名四妙，

渗湿健脾功更全。

二陈汤（《太平惠民和剂局方》）

二陈汤用半夏陈，

苓草姜梅一并存，

燥湿化痰兼利气，

湿痰为患此方珍。

十灰散（《十药神书》）

十灰散用十般灰，

柏茜茅荷丹棕随，

二蓟栀黄皆炒黑，

凉降止血此方推。

十枣汤 (《伤寒论》)

十枣逐水效堪夸，
甘遂大戟与芫花，
悬饮内停胸胁痛，
咳唾引痛服之佳。

七厘散 (《同寿录》)

七厘散是伤科方，
乳没血竭冰麝香，
红花儿茶朱砂末，
外敷内服功见长。

八正散 (《太平惠民和剂局方》)

八正木通与车前，
萹蓄大黄栀滑研，
草梢瞿麦灯心草，
湿热诸淋服宜煎。

八珍汤（《瑞竹堂经验方》）

十全大补汤（《太平惠民和剂局方》）

人参养荣汤（《三因极一病证方论》）

> 八珍四君四物从，
> 气血双补功独崇，
> 再加黄芪与肉桂，
> 十全大补效力宏。
> 人参养荣十全内，
> 更添五味去川芎，
> 陈皮远志加姜枣，
> 气血两虚用有功。

人参蛤蚧散（《博济方》）

> 人参蛤蚧作散服，
> 杏苓桑皮草二母，
> 肺肾气虚蕴痰热，
> 咳喘痰血一并除。

九仙散 (《卫生宝鉴》引王子昭方)

　　九仙散用乌梅参，
　　桔梗桑皮贝母存，
　　粟壳阿胶冬花味，
　　敛肺止咳功用神。

九味羌活汤 (《此事难知》引张元素方)

　　九味羌活用防风，
　　细辛苍芷与川芎，
　　黄芩生地同甘草，
　　加减临证再变通。

方
剂

三子养亲汤 (《杂病广要》引《皆效方》)

　　三子养亲祛痰方，
　　芥苏莱菔共煎汤，
　　大便实硬加熟蜜，
　　冬寒更可加生姜。

三仁汤 (《温病条辨》)

三仁杏蔻薏苡仁，
夏朴通草竹叶存，
加入滑石渗湿热，
身重胸闷属湿温。

大补阴丸 (《丹溪心法》)

大补阴丸知柏黄，
龟板脊髓蜜成方，
咳嗽咯血骨蒸热，
阴虚火旺制亢阳。

大定风珠 (《温病条辨》)

大定风珠芍阿胶，
龟鳖牡蛎地甘草，
麦冬麻仁五味子，
鸡子黄入息风好。

大建中汤 （《金匮要略》）

大建中汤建中阳，
蜀椒干姜参饴糖，
阴盛阳虚腹冷痛，
温补中焦止痛强。

大承气汤
小承气汤 （《伤寒论》）
调胃承气汤

大承气汤用硝黄，
配伍枳朴泻力强，
痞满燥实四症见，
峻下热结第一方。
去硝名曰小承气，
便硬痞满泻热良。
调胃承气硝黄草，
便秘口渴急煎尝。

大青龙汤 （《伤寒论》）

大青龙用桂麻黄，
杏草石膏姜枣藏，
太阳无汗兼烦躁，
解表清热此方良。

大柴胡汤 （《金匮要略》）

大柴胡汤用大黄，
枳实芩夏白芍将，
煎加姜枣表兼里，
妙法内攻并外攘。

大秦艽汤 （《素问病机气宜保命集》）

大秦艽汤羌独防，
芎芷辛芩二地黄，
石膏归芍苓术草，
养血祛风通治方。

大陷胸汤 (《伤寒论》)

大陷胸汤用硝黄，
甘遂为末共成方，
专治热实结胸证，
泻热逐水效非常。

大黄牡丹汤 (《金匮要略》)

金匮大黄牡丹汤，
桃仁瓜子芒硝襄，
肠痈初起腹按痛，
泻热逐瘀服之康。

大黄附子汤 (《金匮要略》)

金匮大黄附子汤，
细辛散寒止痛良，
冷积内结成实证，
功专温下妙非常。

川芎茶调散 (《太平惠民和剂局方》)

川芎茶调散荆防，
辛芷薄荷甘草羌，
目昏鼻塞风攻上，
偏正头痛悉能攘。

小青龙汤 (《伤寒论》)

小小青龙最有功，
风寒束表饮停胸，
细辛半夏甘和味，
姜桂麻黄芍药同。

小建中汤 (《伤寒论》)

小建中汤芍药多，
桂枝甘草姜枣和，
更加饴糖补中脏，
虚劳腹痛服之康。

小柴胡汤 (《伤寒论》)

小柴胡汤和解功，
半夏人参甘草从，
更配黄芩加姜枣，
少阳为病此方宗。

小陷胸汤 (《伤寒论》)

小陷胸汤连夏蒌，
宽胸开结涤痰优，
膈上热痰痞满痛，
苔黄脉滑此方求。

小蓟饮子 (《玉机微义》引《济生方》)

小蓟饮子藕蒲黄，
木通滑石生地黄，
归草栀子淡竹叶，
血淋热结服之康。

天王补心丹 （《校注妇人良方》）

天王补心柏枣仁，
二冬生地归人参，
玄参桔梗茯朱砂，
远志五味共丹参。

天台乌药散 （《圣济总录》）

天台乌药楝槟姜，
巴豆青皮茴木香，
少腹脐旁寒疝聚，
掣腰掣胁痛难当。

天麻钩藤饮 （《中医内科杂病证治新义》）

天麻钩藤石决明，
栀苓牛膝夜交藤，
杜茯寄生益母草，
清热平肝息内风。

木香槟榔丸 (《儒门事亲》)

> 木香槟榔青陈皮，
> 枳柏黄连莪术齐，
> 大黄牵牛加香附，
> 热滞泻痢皆相宜。

五苓散 (《伤寒论》)

> 五苓散治太阳腑，
> 白术泽泻猪苓茯，
> 桂枝化气兼解表，
> 小便通利水饮逐。

五味消毒饮 (《医宗金鉴》)

> 五味消毒蒲公英，
> 野菊银花紫地丁，
> 紫背天葵煎加酒，
> 诸疔痈疮此方灵。

止嗽散 (《医学心悟》)

止嗽散桔草白前，
紫菀荆陈百部研，
镇咳化痰兼解表，
姜汤调服不必煎。

内补黄芪汤 (《刘涓子鬼遗方》)

内补黄芪地芍冬，
参苓远志加川芎，
当归甘草官桂并，
力补痈疽善后功。

内消瘰疬丸 (《疡医大全》)

内消瘰疬夏枯藻，
枳桔玄贝蔹荷翘，
归地大黄花粉草，
海粉玄明青盐消。

贝母瓜蒌散 （《医学心悟》）

贝母瓜蒌花粉研，
陈皮桔梗茯苓添，
呛咳咽干痰难咯，
清肺润燥化痰涎。

牛蒡解肌汤 （《疡科心得集》）

牛蒡解肌荆薄翘，
丹栀玄斛夏枯草，
疏风清热又散肿，
牙痛颈毒俱可消。

乌梅丸 （《伤寒论》）

乌梅丸用细辛桂，
黄连黄柏及当归，
人参椒姜加附子，
温脏泻热又安蛔。

月华丸 (《医学心悟》)

月华丸方擅滋阴，
二冬二地沙贝苓，
山药百部胶三七，
獭肝桑菊保肺宁。

六一散 (《黄帝素问宣明论方》)
益元散
碧玉散 (《伤寒直格》)
鸡苏散

六一散用滑石草，
清暑利湿有功效。
益元碧玉与鸡苏，
砂黛薄荷加之好。

六味地黄丸（《小儿药证直诀》）

知柏地黄丸（《医方考》）

杞菊地黄丸（《麻疹全书》）

都气丸（《症因脉治》）

八仙长寿丸（《寿世保元》）

耳聋左慈丸（《饲鹤亭集方》）

六味地黄益肾肝，
山药丹泽萸苓掺。
更加知柏成八味，
阴虚火旺可煎餐。
养阴明目加杞菊，
滋阴都气五味研。
肺肾两调金水生，
麦冬加入长寿丸。
再入磁柴可潜阳，
耳鸣耳聋俱可安。

艾附暖宫汤 (《仁斋直指方论》)

艾附暖宫用四物，
吴萸官桂加芪续，
米醋糊丸醋汤下，
专治带多痛在腹。

平胃散 (《简要济众方》)

平胃散用朴陈皮，
苍术甘草四味齐，
燥湿宽中消胀满，
调胃和中此方宜。

玉女煎 (《景岳全书》)

玉女煎用熟地黄，
膏知牛膝麦冬襄，
水亏火盛相为病，
牙痛齿衄宜煎尝。

玉屏风散 （《医方类聚》）

玉屏组合少而精，
芪术防风鼎足形，
表虚汗多易感冒，
固卫敛汗效特灵。

玉液汤 （《医学衷中参西录》）

玉液汤中葛山芪，
知味花粉内金共，
饮一溲一消渴证，
益气生津有奇功。

甘麦大枣汤 （《金匮要略》）

金匮甘麦大枣汤，
妇人脏躁喜悲伤，
精神恍惚常欲哭，
养心安神效力彰。

方
剂

右归丸 (《景岳全书》)

右归丸中地附桂，
山药茱萸菟丝归，
杜仲鹿胶枸杞子，
益火之源此方魁。

左归丸 (《景岳全书》)

左归丸内山药地，
萸肉枸杞与牛膝，
菟丝龟鹿二胶合，
壮水之主方第一。

左金丸 (《心溪心法》)
戊己丸 (《太平惠民和剂局方》)
香连丸

左金萸连六一丸，
肝经火郁吐吞酸。
再加芍药名戊己，
香连去萸热痢安。

龙胆泻肝汤 （《医方集解》）

龙胆泻肝栀芩柴，
生地车前泽泻偕，
木通甘草当归合，
肝经湿热效力杰。

归脾汤 （《正体类要》）

归脾汤用参术芪，
归草茯神远志宜，
酸枣木香龙眼肉，
煎加姜枣益心脾。

四生丸 （《妇人大全良方》）

四生丸中有生地，
柏叶荷叶与艾叶，
吐衄妄行皆血热，
凉止收功效力杰。

四君子汤 (《太平惠民和剂局方》)

六君子汤 (《医学正传》)

异功散 (《小儿药证直诀》)

香砂六君子汤 (《古今名医方论》)

四君子汤中和义，
参术茯苓甘草比。
益以夏陈名六君，
健脾化痰又理气。
除却半夏名异功，
或加香砂气滞使。

四妙勇安汤 (《验方新编》)

四妙勇安金银花，
玄参归草共煎下，
清热解毒兼活血，
治疗脱疽此方夸。

四物汤 (《仙授理伤续断秘方》)

四物归地芍川芎，

营血虚滞此方宗，
妇女经病凭加减，
临证之时可变通。

四神丸（《内科摘要》）

四神故纸与吴萸，
肉蔻五味四般齐，
大枣生姜同煎合，
五更肾泻最相宜。

四逆汤（《伤寒论》）

四逆汤中附草姜，
四肢厥逆急煎尝，
脉微吐利阴寒盛，
救逆回阳赖此方。

四逆散（《伤寒论》）

四逆散非四逆汤，
柴甘枳芍共煎尝，
透解阳郁治热厥，

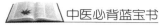

调理肝脾效亦彰。

四磨饮子（《证治要诀类方》）

五磨饮子（《医便》）

四磨饮治七情侵，
人参乌药沉香槟，
四味浓磨煎温服，
破气降逆喘自平。
去参加入木香枳，
五磨理气力非轻。

仙方活命饮（《校注妇人良方》）

仙方活命用银花，
防芷归陈穿山甲，
贝母花粉加乳没，
草芍皂角酒煎佳。

失笑散（《太平惠民和剂局方》）

失笑灵脂蒲黄同，
等量为散酽醋冲，

肝经瘀滞心腹痛，
祛瘀止痛建奇功。

生化汤 （《傅青主女科》）

生化汤宜产后尝，
归芎桃草加炮姜，
恶露不行少腹痛，
温养活血最见长。

生脉散 （《医学启源》）

生脉麦味与人参，
补气生津保肺阴，
少气汗多兼口渴，
病危脉绝急煎斟。

白头翁汤 （《伤寒论》）

白头翁汤治热痢，
黄连黄柏及秦皮。
若加阿胶与甘草，
产后下痢正相宜。

白虎汤 (《伤寒论》)

白虎汤中石膏知，
甘草粳米四药施，
辛寒清热且生津，
气分热盛最相宜。

瓜蒌薤白白酒汤 (《金匮要略》)

瓜蒌薤白白酒汤，
胸痹胸闷痛难当，
喘息短气时咳唾，
难卧当加半夏良。

半夏白术天麻汤 (《医学心悟》)

半夏白术天麻汤，
苓草橘红枣生姜，
眩晕头痛风痰盛，
化痰息风是效方。

半夏泻心汤 （《伤寒论》）

半夏泻心配芩连，
干姜甘草枣人参，
苦辛兼补消虚痞，
法在调阳与和阴。

半夏厚朴汤 （《金匮要略》）
四七汤 （《易简方》录自
《太平惠民和剂局方》）

半夏厚朴痰气疏，
茯苓生姜共紫苏。
加枣同煎名四七，
痰凝气滞皆能除。

加减葳蕤汤 （《重订通俗伤寒论》）

加减葳蕤用白薇，
豆豉生葱桔梗随，
草枣薄荷共八味，
滋阴发汗此方魁。

地黄饮子 （《圣济总录》）

地黄饮子山茱萸，
麦味菖蒲远志茯，
桂附巴戟肉苁蓉，
石斛薄荷姜枣服，
此方主治喑痱证，
开窍化痰阴阳补。

芍药汤 （《素问病机气宜保命集》）

芍药汤内用槟黄，
芩连归桂甘草香，
重在调气兼行血，
里急便脓用之良。

百合固金汤 （《慎斋遗书》）

百合固金二地黄，
玄参贝母桔甘藏，

麦冬芍药当归配，
喘咳痰红肺家伤。

托里消毒散 (《外科正宗》)

托里消毒参术芪，
茯苓归芎芍草桔，
皂刺白芷金银花，
扶正托毒效称奇。

当归六黄汤 (《兰室秘藏》)

火炎汗出六黄汤，
归柏芩连二地黄，
倍用黄芪为固表，
滋阴泻火止汗良。

当归四逆汤 (《伤寒论》)

当归四逆芍桂枝，
细辛甘枣木通施，
血虚寒厥四末冷，
温经通脉最相宜。

当归芍药散 (《金匮要略》)

当归芍药用川芎，
白术苓泽六味同，
妊娠腹中绵绵痛，
调肝理脾可为功。

当归补血汤 (《内外伤辨惑论》)

当归补血君黄芪，
甘温除热法称奇，
黄芪一两归二钱，
阳生阴长法可依。

竹叶石膏汤 (《伤寒论》)

竹叶石膏有麦冬，
人参半夏粳草同，
身热烦渴脉虚弱，
益气生津降逆功。

朱砂安神丸 （《内外伤辨惑论》）

> 东垣朱砂安神丸，
> 地草归连配合全，
> 心烦怔忡失眠症，
> 泻火养阴神自安。

华盖散 （《博济方》）

> 华盖麻杏紫苏子，
> 茯苓陈草桑白皮，
> 风寒束肺痰不爽，
> 急宜煎服莫迟疑。

血府逐瘀汤 （《医林改错》）

> 血府逐瘀红花桃，
> 赤芍川芎牛膝草，
> 柴胡枳桔归生地，
> 血化下行不作劳。

方剂

舟车丸 (《太平圣惠方》录自《袖珍方》)

舟车牵牛及大黄，
遂戟芫花槟木香，
青皮橘皮加轻粉，
燥实阳水却相当。

交泰丸 (《四科简效方》)

心肾不交交泰丸，
一份桂心十份连，
怔忡不寐心阳亢，
心肾交时自可安。

安宫牛黄丸 (《温病条辨》)

安宫牛黄开窍方，
芩连栀郁朱雄黄，
牛角珍珠冰麝箔，
热闭心包功效良。

导赤散 （《小儿药证直诀》）

导赤生地与木通，
草梢竹叶四般功，
口糜淋痛小肠火，
引热同归小便中。

阳和汤 （《外科证治全生集》）

阳和汤方解寒凝，
温阳补血阴疽宁，
熟地鹿胶姜炭桂，
麻黄白芥草相承。

防己黄芪汤 （《金匮要略》）

防己黄芪金匮方，
白术甘草枣生姜，
汗出恶风兼身肿，
表虚湿盛服之康。

防风通圣散 (《黄帝素问宣明论方》)

防风通圣大黄硝，
荆芥麻黄栀芍翘，
甘桔芎归膏滑石，
薄荷芩术力偏饶，
表里交攻阳热盛，
外疡疮毒总能消。

麦门冬汤 (《金匮要略》)

麦门冬汤用人参，
枣草粳米半夏存，
肺痿咳逆因虚火，
益胃生津降逆珍。

苇茎汤 (《外台秘要》引《古今录验方》)

千金苇茎生薏苡，
再入桃仁冬瓜仁，

咳吐脓痰瘀血证，
清肺化痰效可珍。

苏子降气汤 (《太平惠民和剂局方》)

苏子降气半夏归，
前胡桂朴草姜随，
上实下虚痰嗽喘，
或加沉香去肉桂。

杏苏散 (《温病条辨》)

杏苏散内夏陈前，
桔苓枳甘姜枣煎，
轻宣温润治凉燥，
止咳化痰病自痊。

吴茱萸汤 (《伤寒论》)

吴茱萸汤参枣姜，
肝胃虚寒此方良，
阳明寒呕少阴利，
厥阴头痛亦堪尝。

牡蛎散 (《太平惠民和剂局方》)

牡蛎散内用黄芪，
小麦麻黄根最宜，
卫虚自汗或盗汗，
固表收敛见效奇。

羌活胜湿汤 (《脾胃论》)

羌活胜湿羌独芎，
甘蔓藁本加防风，
湿邪在表头腰痛，
发汗升阳经络通。

完带汤 (《傅青主女科》)

完带汤中二术陈，
车前甘草及人参，
柴芍山药黑芥穗，
化湿止带此方珍。

补中益气汤 （《内外伤辨惑论》）

补中参草术归陈，
芪得升柴用更神，
劳倦内伤功独擅，
气虚下陷亦堪珍。

补阳还五汤 （《医林改错》）

补阳还五赤芍芎，
归尾桃红与地龙，
四两生芪为君药，
补气活血经络通。

补肺阿胶汤 （《小儿药证直诀》）

补肺阿胶马兜铃，
牛蒡甘草杏糯匀，
肺虚火盛最宜服，
降气生津咳嗽宁。

阿胶鸡子黄汤 (《通俗伤寒论》)

阿胶鸡子黄汤好，
地芍钩藤牡蛎草，
决明茯神络石藤，
阴虚风动此方保。

八画

青蒿鳖甲汤 (《温病条辨》)

青蒿鳖甲知地丹，
热自阴来仔细辨，
夜热早凉无汗出，
养阴透热服之安。

苓桂术甘汤 (《金匮要略》)

苓桂术甘化饮剂，
健脾又温膀胱气，
饮邪上逆气冲胸，
水饮下行眩晕去。

肾气丸 （《金匮要略》）

> 金匮肾气补肾阳，
> 山药桂附及地黄，
> 苓泽丹皮山茱萸，
> 阴中求阳保安康。

败毒散 （《太平惠民和剂局方》）

> 人参败毒草苓芎，
> 羌独柴前枳桔同，
> 瘟疫伤寒噤口痢，
> 扶正驱邪有奇功。

易黄汤 （《傅青主女科》）

> 易黄白果与芡实，
> 车前黄柏加薯蓣，
> 能消带下黏稠秽，
> 补肾清热又祛湿。

固冲汤 (《医学衷中参西录》)

固冲汤中用术芪，
龙牡芍萸茜草施，
倍子海蛸棕榈炭，
崩中漏下总能医。

固经丸 (《丹溪心法》)

固经丸用龟芍芩，
椿柏香附酒丸尝，
阴虚阳搏成崩漏，
清热固经止血良。

金锁固精丸 (《医方集解》)

金锁固精芡实研，
莲须龙牡沙苑填，
莲粉糊丸盐汤送，
肾虚精滑此方先。

炙甘草汤 （《伤寒论》）

炙甘草汤参桂姜，
麦地阿枣麻仁襄，
心中动悸脉结代，
虚劳肺痿服之良。

泻白散 （《小儿药证直诀》）

泻白甘草地骨皮，
桑皮再加粳米宜，
泻肺清热平喘咳，
又可和中与健脾。

泻黄散 （《小儿药证直诀》）

泻黄甘草与防风，
石膏栀子藿香充，
炒香蜜酒调和服，
脾热口疮可见功。

定喘汤 （《摄生众妙方》）

定喘白果与麻黄，
款冬半夏白皮桑，
苏子黄芩甘草杏，
表寒痰热此方良。

实脾散 （《重订严氏济生方》）

实脾苓术与木瓜，
甘草木香大腹加，
草果附姜兼厚朴，
虚寒阴水效堪夸。

参苏饮 （《太平惠民和剂局方》）

参苏饮内草陈皮，
枳壳前胡半夏从，
葛根木香桔梗茯，
气虚感寒最宜用。

参附汤 (《正体类要》)

参附汤是救脱方，
补气回阳效力彰，
元气大亏阳暴脱，
脉微肢厥自尔康。

参苓白术散 (《太平惠民和剂局方》)

参苓白术扁豆陈，
莲草山药砂薏仁，
桔梗上行兼保肺，
枣汤调服益脾神。

九 画

枳实导滞丸 (《内外伤辨惑论》)

枳实导滞曲连芩，
大黄泽术与茯苓，
食湿两滞生郁热，
胸痞便秘此方寻。

枳实消痞丸 （《兰室秘藏》）

枳实消痞四君先，
麦芽夏曲朴姜连，
脾虚寒热结心下，
痞满食少用无偏。

柏子养心丸 （《体仁汇编》）

柏子养心用熟地，
麦冬玄参归菖蒲，
甘草茯神枸杞子，
养心安神补肾虚。

栀子豉汤
生姜栀子豉汤 （《伤寒论》）
甘草栀子豉汤

栀子豉汤治懊憹，
虚烦不眠此方好，
前证兼呕加生姜，
若是少气加甘草。

茵陈蒿汤 (《伤寒论》)

茵陈蒿汤大黄栀，
瘀热阳黄此方施，
便难尿赤腹胀满，
清热利湿总相宜。

厚朴七物汤 (《金匮要略》)

厚朴七物金匮方，
草桂枳实枣黄姜，
腹满发热大便滞，
速投此剂莫彷徨。

牵正散 (《杨氏家藏方》)

牵正散中用僵蚕，
白附全蝎共为散，
服用少量热酒下，
面瘫口㖞功效显。

咳血方 (《丹溪心法》)

咳血方中诃子收，
栀子浮海石瓜蒌，
青黛泻肝凉血热，
肝火伤肺服之优。

复元活血汤 (《医学发明》)

复元活血汤大黄，
花粉山甲归柴胡，
桃红甘草煎加就，
损伤瘀血总能除。

香苏散 (《太平惠民和剂局方》)

香苏散内用陈皮，
香附紫苏二药随，
甘草和中兼扶正，
风寒气滞此方宜。

香薷散（《太平惠民和剂局方》）

新加香薷饮（《温病条辨》）

三物香薷豆朴先，
祛暑解表散风寒，
若益银翘豆易花，
新加香薷祛暑煎。

保元汤（《博爱心鉴》）

保元汤方性甘温，
桂草参芪四味存，
虚损劳却幼科痘，
阳虚气弱力能振。

保和丸（《丹溪心法》）

保和神曲与山楂，
莱菔陈苓翘半夏，
消食化滞和胃气，
煎服亦可加麦芽。

独活寄生汤 (《备急千金要方》)

独活寄生芜防辛，
芎归地芍桂苓均，
杜仲牛膝人参草，
风湿顽痹屈能伸。

养阴清肺汤 (《重楼玉钥》)

养阴清肺麦地黄，
玄参贝草丹芍襄，
薄荷共煎利咽喉，
阴虚白喉是妙方。

济川煎 (《景岳全书》)

济川归膝肉苁蓉，
泽泻升麻枳壳从，
肾虚津亏肠中燥，
寓通于补法堪宗。

神仙解语丹 (《妇人大全良方》)

神仙解语白附星，
菖远天香羌蝎同，
面糊为丸薄荷下，
化痰通络又息风。

十 画

桂枝汤 (《伤寒论》)

桂枝汤治太阳风，
芍药甘草枣姜同，
解肌发表调营卫，
表虚自汗最宜用。

桂枝茯苓丸 (《金匮要略》)

金匮桂枝茯苓丸，
芍药桃红共粉丹，
等分为末蜜丸服，
活血化瘀癥块散。

桃花汤 (《金匮要略》)
赤石脂禹余粮丸 (《伤寒论》)

桃花汤中赤石脂，
粳米干姜共用之，
石脂又与余粮合，
久痢脱肛正宜施。

桃核承气汤 (《伤寒论》)

桃核承气五药施，
甘草硝黄并桂枝，
下焦蓄血小腹胀，
瘀热互结此方宜。

真人养脏汤 (《太平惠民和剂局方》)

真人养脏木香诃，
粟壳当归肉蔻科，
术芍桂参甘草共，
脱肛久痢即安和。

真武汤 （《伤寒论》）

真武汤壮肾中阳，
苓芍术附加生姜，
少阴腹痛寒水聚，
悸眩瞤惕急煎尝。

柴胡疏肝散 （《证治准绳》
引《医学统旨》方）

柴胡疏肝芍川芎，
枳壳陈皮草香附，
疏肝行气兼活血，
胁肋疼痛皆能除。

柴葛解肌汤 （《伤寒六书》）

陶氏柴葛解肌汤，
邪在三阳热势张，
芩药桔甘羌活芷，
石膏大枣与生姜。

方
剂

逍遥散 (《太平惠民和剂局方》)

丹栀逍遥散 (《内科摘要》)

> 逍遥散中芍归柴，
> 苓术甘草姜薄偕，
> 疏肝养血兼理脾，
> 丹栀加入热能竭。

透脓散 (《外科正宗》)

> 透脓散用生黄芪，
> 归芎山甲皂角齐，
> 水煎服时加白酒，
> 脓成难溃服之宜。

射干麻黄汤 (《金匮要略》)

> 射干麻黄亦治水，
> 不在发表在宣肺，
> 姜枣细辛款冬花，
> 紫菀半夏加五味。

健脾丸 (《证治准绳》)

健脾参术苓草陈，
肉蔻香连合砂仁，
楂肉山药曲麦炒，
消补兼施用之神。

凉膈散 (《太平惠民和剂局方》)

凉膈硝黄栀子翘，
黄芩甘草薄荷饶，
更加竹叶与蜂蜜，
中焦燥实服之消。

消风散 (《外科正宗》)

消风荆防蝉牛蒡，
苦参胡麻归地苍，
知母石膏木通草，
风疹湿疹服之康。

海藻玉壶汤 (《外科正宗》)

海藻玉壶带昆布，
青皮陈皮翘贝母，
独活甘草夏归芎，
散结消瘿宜常服。

桑杏汤 (《温病条辨》)

桑杏汤中象贝宜，
沙参栀豉与梨皮，
温燥袭肺脉浮数，
辛凉甘润燥能医。

桑菊饮 (《温病条辨》)

桑菊饮中桔梗翘，
杏仁甘草薄荷饶，
芦根为饮轻清剂，
风热咳嗽服之消。

桑螵蛸散 (《本草衍义》)

桑螵蛸散用龙龟，
参苓菖远及当归，
尿频遗尿精失固，
补肾宁心法勿违。

理中丸 (《伤寒论》)

理中丸主温中阳，
人参白术甘草姜，
原为脾胃虚寒设，
后人衍化许多方。

黄土汤 (《金匮要略》)

黄土汤中术地黄，
阿胶附草黄芩尝，
中焦虚寒出血证，
温阳健脾止血方。

黄龙汤 (《伤寒六书》)

黄龙汤枳朴硝黄，
参归甘桔枣生姜，
阳明腑实气血弱，
攻补兼施效力强。

黄芪桂枝五物汤 (《金匮要略》)

黄芪桂枝五物汤，
芍药大枣与生姜，
益气温经和营卫，
血痹服之功效良。

黄连阿胶汤 (《伤寒论》)

黄连阿胶鸡子黄，
黄芩白芍合成方，
水亏火炽烦不卧，
滋阴降火自然康。

黄连解毒汤 (《外台秘要》引崔氏方)

> 黄连解毒汤四味，
> 黄芩黄柏栀子备，
> 错语不眠躁热烦，
> 吐衄斑狂均可为。

萆薢分清饮 (《杨氏家藏方》)

> 萆薢分清石菖蒲，
> 萆薢乌药智仁俱，
> 或加茯苓共煎煮，
> 虚寒淋浊自可除。

银翘散 (《温病条辨》)

> 银翘散主上焦疴，
> 竹叶荆牛豉薄荷，
> 甘桔芦根凉解法，
> 轻宣温热煮无过。

猪苓汤 （《伤寒论》）

猪苓汤内有茯苓，
泽泻阿胶滑石并，
小便不利兼烦渴，
滋阴利水症自平。

麻子仁丸 （《伤寒论》）

麻子仁丸治脾约，
大黄枳朴杏仁芍，
土燥津枯便难解，
润肠通便功效好。

麻杏甘石汤 （《伤寒论》）

伤寒麻杏甘石汤，
四药组成法度良，
辛凉疏泄能清肺，
定喘除烦效力彰。

麻黄汤 （《伤寒论》）

麻黄汤中用桂枝，
杏仁甘草四般施，
恶寒发热头身痛，
喘而无汗服之宜。

旋覆代赭汤 （《伤寒论》）

旋覆代赭用人参，
半夏姜甘大枣临，
化痰降逆兼调补，
痞硬噫气力能禁。

羚角钩藤汤 （《通俗伤寒论》）

羚角钩藤鲜地黄，
茯神贝母菊花桑，
白芍竹茹并甘草，
热盛动风服之康。

清气化痰丸 (《医方考》)

清气化痰杏瓜蒌，
茯苓枳芩胆星投，
陈夏姜汁糊丸服，
专治肺热咳痰稠。

清胃散 (《脾胃论》)

清胃散用升麻连，
当归生地牡丹全，
或加石膏泻胃热，
能医牙痛及牙宣。

清骨散 (《证治准绳》)

清骨散用银柴胡，
胡连秦艽鳖甲辅，
地骨青蒿知母草，
骨蒸劳热病可除。

清营汤 (《温病条辨》)

清营汤是温病方，
热入心包营血伤，
犀角丹玄连地麦，
银翘竹叶服之康。

清暑益气汤 (《温热经纬》)

清暑益气参斛冬，
连知荷梗竹叶从，
西瓜翠衣甘草米，
热解津回自见功。

清燥救肺汤 (《医门法律》)

清燥救肺参草杷，
石膏胶杏麦胡麻，
经霜收下冬桑叶，
清燥润肺效可夸。

琼玉膏（申铁瓮方，录自《洪氏集验方》）

> 琼玉膏中生地黄，
> 参苓白蜜炼膏尝，
> 阴虚肺燥成痨嗽，
> 金水相生效力彰。

越婢汤（《金匮要略》）

> 越婢汤中有石膏，
> 麻黄生姜加枣草，
> 风水恶风一身肿，
> 水道通调肿自消。

越鞠丸（《丹溪心法》）

> 越鞠丸治六般郁，
> 气血痰火湿食因，
> 芎苍香附加栀曲，
> 气畅郁舒痛闷伸。

葛根黄芩黄连汤 （《伤寒论》）

葛根黄芩黄连汤，
再加甘草共煎尝，
解表清里兼和胃，
喘汗自利保安康。

痛泻要方 （《丹溪心法》）

痛泻要方用陈皮，
术芍防风共成剂，
腹痛肠鸣泄泻证，
意在泻肝与实脾。

普济消毒饮 （《东垣试效方》）

普济消毒牛蒡芩连，
甘桔蓝根勃翘玄，
升柴陈薄僵蚕入，
大头瘟毒服之痊。

温经汤 (《金匮要略》)

温经汤用萸桂芎，
归芍丹皮姜夏冬，
参草益脾胶养血，
调经重在暖胞宫。

温胆汤 (《三因极一病证方论》)

温胆汤中苓半草，
枳竹陈皮加姜枣，
虚烦不眠证多端，
此系胆虚痰上扰。

温脾汤 (《备急千金要方》)

温脾参附与干姜，
甘草当归硝大黄，
寒热并行治寒积，
脐腹绞结痛非常。

犀角地黄汤 (《小品方》

录自《外台秘要》)

犀角地黄芍药丹，
血热妄行吐衄斑，
神昏谵语因血热，
解毒凉血病可痊。

犀黄丸 (《外科全生集》)

犀黄丸内用麝香，
乳香没药与牛黄，
乳岩横痃或瘰疬，
正气未虚均可尝。

十三画

方
剂

槐花散 (《普济本事方》)

槐花散用治肠风，
侧柏芥穗枳壳从，
亦疗脏毒与痔漏，

清肠凉血又疏风。

蒿芩清胆汤 (《重订通俗伤寒论》)

蒿芩清胆枳竹茹，
陈夏茯苓碧玉疏，
热重寒轻痰湿证，
胸痞呕恶总能除。

暖肝煎 (《景岳全书》)

暖肝煎中杞茯归，
桂沉乌药姜小茴，
标本兼顾散寒滞，
疝气腹痛效可推。

十四画以上

酸枣仁汤 (《金匮要略》)

酸枣仁汤川芎草，
茯苓知母配合好，
虚劳心肝血虚证，

失眠眩晕疗效高。

缩泉丸 (《魏氏家藏方》)

缩泉丸治小便频，
膀胱虚寒遗尿斟，
乌药益智各等份，
山药糊丸效更珍。

增液汤 (《温病条辨》)

增液汤中玄地冬，
滋阴润燥有殊功，
热病津枯肠燥结，
增水行舟便自通。

增液承气汤 (《温病条辨》)

增液承气参地冬，
硝黄加入五般同，
热结阴亏大便秘，
煎服能收润下功。

镇肝息风汤 （《医学衷中参西录》）

镇肝息风芍龙骨，
怀膝牡蛎归天冬，
代赭玄参茵陈草，
麦芽川楝同建功。

橘皮竹茹汤 （《金匮要略》）

橘皮竹茹治呕逆，
人参甘草枣姜益，
胃虚有热失和降，
久病之后更相宜。

橘核丸 （《济生方》）

橘核丸中川楝桂，
枳朴延胡藻带昆，
桃仁二木酒糊丸，
癫疝顽痛盐酒吞。

薏苡附子败酱散 《《金匮要略》》

薏苡附子败酱散，
解毒散肿力不缓，
肠痈成脓宜急投，
脓泻肿消腹自软。

藿香正气散 《《太平惠民和剂局方》》

藿香正气腹皮苏，
甘桔陈苓术朴助，
夏曲白芷加姜枣，
风寒暑湿并能除。

方
剂

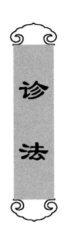

诊

法

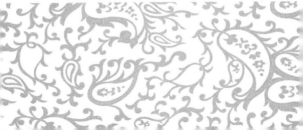

四诊心法要诀

望以目察，闻以耳占，
问以言审，切以指参。
明斯诊道，识病根源，
能合色脉，可以万全。
五行五色，青赤黄白，
黑复生青，如环常德。
变色大要，生克顺逆。
青赤兼化，赤黄合一，
黄白淡黄，黑青深碧，
白黑淡黑，白青浅碧，
赤白化红，青黄变绿，
黑赤紫成，黑黄黧立。
天有五气，食人入鼻，

藏于五脏，上华面颐。

肝青心赤，脾脏色黄，

肺白肾黑，五脏之常。

脏色为主，时色为客。

春青夏赤，秋白冬黑，

长夏四季，色黄常则。

客胜主善，主胜客恶。

色脉相合，青弦赤洪，

黄缓白浮，黑沉乃平。

已见其色，不得其脉，

得克则死，得生则生。

新病脉夺，其色不夺；

久病色夺，其脉不夺。

新病易已，色脉不夺；

久病难治，色脉俱夺。

色见皮外，气含皮中，

内光外泽，气色相融。

有色无气，不病命倾，

有气无色，虽困不凶。

缟裹雄黄，脾状并臻，

缟裹红肺，缟裹朱心，
缟裹黑赤，紫艳肾缘，
缟裹蓝赤，石青属肝。
青如苍璧，不欲如蓝，
赤白裹朱，衃赭死原，
黑重漆炱，白羽枯盐，
雄黄罗裹，黄土终难。
舌赤卷短，心官病常，
肺鼻白喘，胸满喘张，
肝目眦青，脾病唇黄，
耳黑肾病，深浅分彰。
左颊部肝，右颊部肺，
额心颏肾，鼻脾部位。
部见本色，深浅病累，
若见他色，按法推类。
天庭面首，阙上喉咽，
阙中印堂，候肺之原。
山根候心，年寿候肝，
两旁候胆，脾胃鼻端。
颊肾腰脐，颧下大肠，

颧内小腑，面王子膀。
当颧候肩，颧外候臂，
颧外之下，乃候手位。
根旁乳膺，绳上候背，
牙车下股，膝胫足位。
庭阙鼻端，高起直平，
颧颊蕃蔽，大广丰隆。
骨骼明显，寿享遐龄，
骨骼陷弱，易受邪攻。
黄赤风热，青白主寒，
青黑为痛，甚则痹挛。
皖白脱血，微黑水寒，
痿黄诸虚，颧赤劳缠。
视色之锐，所向部官，
内走外易，外走内难。
官部色脉，五病交参，
上逆下顺，左右反阽。
沉浊晦暗，内久而重，
浮泽明显，外新而轻，
其病不甚，半泽半明，

云散易治，抟聚难攻。
黑庭赤颧，出如拇指，
病虽小愈，亦必卒死。
唇面黑青，五官黑起，
擦残汗粉，白色皆死。
善色不病，于义诚当，
恶色不病，必主凶殃。
五官陷弱，庭阙不张，
蕃蔽卑小，不病神强。
肝病善怒，面色当青，
左有动气，转筋胁疼，
诸风掉眩，疝病耳聋，
目视䀮䀮，如将捕惊。
心赤善喜，舌红口干，
脐上动气，心胸痛烦，
健忘惊悸，怔忡不安，
实狂昏冒，虚悲凄然。
脾黄善忧，当脐动气，
善思食少，倦怠乏力，
腹满肠鸣，痛而下利，

实则身重，胀满便闭。

肺白善悲，脐右动气，

洒淅寒热，咳唾喷嚏，

喘呼气促，肤痛胸痹，

虚则气短，不能续息。

肾黑善恐，脐下动气，

腹胀肿喘，溲便不利，

腰背少腹，骨痛欠气，

心悬如饥，足寒厥逆。

正病正色，为病多顺，

病色交错，为病多逆。

母乘子顺，子乘母逆，

相克逆凶，相生顺吉。

色生于脏，各命其部，

神藏于心，外候在目。

光晦神短，了了神足，

单失久病，双失即故。

面目之色，各有相当，

交互错见，皆主身亡。

面黄有救，眦红疹疡，

眦黄病愈，睛黄发黄。
闭目阴病，开目病阳，
朦胧热盛，时瞑衄常。
阳绝戴眼，阴脱目盲，
气脱眶陷，睛定神亡。
五色既审，五音当明。
声为音本，音以声生，
声之余韵，音遂以名。
角徵宫商，并羽五声，
中空有窍，故肺主声。
喉为声路，会厌门户，
舌为声机，唇齿扇助。
宽隘锐钝，厚薄之故，
舌居中发，喉音正宫。
极长下浊，沉厚雄洪，
开口张腭，口音商成。
次长下浊，铿锵肃清。
撮口唇音，极短高清。
柔细透彻，尖利羽声，
舌点齿音，次短高清。

抑扬咏越，徵声始通，
角缩舌音，条畅正中，
长短高下，清浊和平。
喜心所感，忻散之声。
怒心所感，忿厉之声。
哀心所感，悲嘶之声。
乐心所感，舒缓之声。
敬心所感，正肃之声。
爱心所感，温和之声。
五声之变，变则病生，
肝呼而急，心笑而雄，
脾歌以漫，肺哭促声，
肾呻低微，色克则凶。
好言者热，懒言者寒。
言壮为实，言轻为虚，
言微难复，夺气可知。
谵妄无伦，神明已失。
失音声重，内火外寒。
疮痛而久，劳哑使然。
哑风不语，虽治命难。

讴歌失音，不治亦痉。
声色既详，问亦当知，
视其五入，以知起止。
心主五臭，自入为焦。
脾香肾腐，肺腥肝臊。
脾主五味，自入为甘。
肝酸心苦，肺辛肾咸。
肾主五液，心汗肝泣，
自入为唾，脾涎肺涕。
百病之常，昼安朝慧，
夕加夜甚，正邪进退。
潮作之时，精神为贵，
不衰者实，困弱虚累。
昼剧而热，阳旺于阳，
夜剧而寒，阴旺于阴。
昼剧而寒，阴上乘阳，
夜剧而热，阳下陷阴。
昼夜寒厥，重阴无阳，
昼夜烦热，重阳无阴，
昼寒夜热，阴阳交错。

饮食不入，死终难却。
食多气少，火化新痊，
食少气多，胃肺两惫。
喜冷有热，喜热有寒，
寒热虚实，多少之间。
大便通闭，关乎虚实，
无热阴结，无寒阳利。
小便红白，主乎热寒，
阴虚红浅，湿热白泔。
望以观色，问以测情，
召医至榻，不盼不惊。
或告之痛，并无苦容，
色脉皆和，诈病欺蒙。
脉之呻吟，病者常情，
摇头而言，护处必疼。
三言三止，言謇为风。
咽唾呵欠，皆非病征。
黑色无痛，女疸肾伤，
非疸血蓄，衄下后黄。
面微黄黑，纹绕口角，

饥瘦之容，询必噎膈。
白不脱血，脉如乱丝，
问因恐怖，气下神失。
乍白乍赤，脉浮气怯，
羞愧神荡，有此气色。
眉起五色，其病在皮，
营变蠕动，血脉可知。
眦目筋病，唇口主肌。
耳主骨病，焦枯垢泥。
发上属火，须下属水，
皮毛属金，眉横属木，
属土之毫，腋阴脐腹。
发直如麻，毛焦死故。
阴络从经，而有常色，
阳络无常，随时变色。
寒多则凝，凝则黑青，
热多则淖，淖则黄红。
胃之大络，名曰虚里，
动左乳下，有过不及，
其动应衣，宗气外泄。

促结积聚，不至则死，
脉尺相应，尺寒虚泻，
尺热病温，阴虚寒热。
风病尺滑，痹病尺涩，
尺大丰盛，尺小亏竭。
肘候腰腹，手股足端，
尺外肩背，尺肉膺前。
掌中腹中，鱼青胃寒，
寒热所在，病生热寒。
诊脐上下，上胃下肠，
腹皮寒热，肠胃相当。
胃喜冷饮，肠喜热汤，
热无灼灼，寒无沧沧。
胃热口糜，悬心善饥，
肠热利热，出黄如糜。
胃寒清厥，腹胀而疼，
肠寒尿白，飧泻肠鸣。
木形之人，其色必苍，
身直五小，五瘦五长。
多才劳心，多忧劳事，

软弱曲短，一有非良。
火形赤明，小面五锐，
反露偏陋，神清主贵。
重气轻财，少信多虑，
好动心急，最忌不配。
土形之状，黄亮五圆，
五实五厚，五短贵全，
面圆头大，厚腹股肩，
容人有信，行缓心安。
金形洁白，五正五方，
五朝五润，偏削败亡，
居处静悍，行廉性刚，
为吏威肃，兼小无伤。
水形紫润，面肥不平，
五肥五嫩，五秀五清，
流动摇身，常不敬畏，
内欺外恭，粗浊主废。
贵乎相得，最忌相胜，
形胜色微，色胜形重。
至胜时年，加感则病。

年忌七九，犹宜慎恐。

形有强弱，肉有脆坚，
强者难犯，弱者易干。

肥食少痰，最怕如绵，
瘦食多火，着骨难全。

形气已脱，脉调犹死，
形气不足，脉调可医。

形盛脉小，少气休治，
形衰脉大，多气死期。

颈痛喘疾，目裹肿水，
面肿风水，足肿石水，
手肿至腕，足肿至踝，
面肿至项，阳虚可嗟。

头倾视深，背曲肩随，
坐则腰痿，转摇迟回。

行则偻俯，立则振掉，
形神将夺，筋骨眤颓。

太阴情状，贪而不仁，
好入恶出，下意貌亲，
不随时务，后动于人，

长大似偻，其色黮黮。
少阴情状，小贪贼心，
喜失愠得，伤害无恩，
立则险躁，寡和无亲，
行如伏鼠，易惧易欣。
太阳情状，自大轩昂，
仰胸挺腹，足高气扬，
志大虚说，作事好强，
虽败无悔，自用如常。
少阳情状，諟谛自贵，
志小易盈，好外不内，
立则好仰，行则好摇，
两臂两肘，常出于背。
得阴阳正，平和之人，
无为惧惧，无为忻忻，
婉然从物，肃然自新，
谦谦君子，蔼蔼吉人。

望诊遵经

相气十法提纲

大凡望诊，先分部位，后观气色。欲识五色之精微，当知十法之纲领。十法者，浮沉、清浊、微甚、散抟、泽夭是也。何谓浮沉？色显于皮肤间者谓之浮，隐于皮肤内者谓之沉。浮者病在表，沉者病在里。初浮而后沉者，病自表而之里；初沉而后浮者，病自里而之表。此以浮沉分表里也。何谓清浊？清者清明，其色舒也；浊者浊暗，其色惨也。清者病在阳，浊者病在阴。自清而浊，阳病入阴；自浊而清，阴病转阳。此以清浊分阴阳也。何谓微甚？色浅淡者谓之微，色深浓者谓之甚。微者正气虚，甚者邪气实。自微而甚，则先虚而后实；自甚而微，则先实而后虚。此以微甚分虚实也。何谓散抟？散者疏离，其色开也；抟者壅滞，其色闭也。散者病近将解，抟者病久渐聚。先抟而后散者，病虽久而将解；先散而后抟者，病虽近而渐聚。此以散抟分久近也。何谓泽夭？气色滋润谓之泽，气色枯槁谓之夭。泽者主生，夭者主死。将夭而渐泽者，精神复盛；先泽而渐夭者，血气益衰。此以泽夭分成败也。盖十法者，辨其色之气也；五色者，辨其气之色也。气者色之变，色者气之常。气因色而其理始明，色因气而其义乃著。气也色也，分言之则精微之道显，合观之则病证之变彰。此气色之提纲也。经曰：相

诊法

气不微，不知是非，属意弗去，乃知新故。其是之谓乎。

望法阴阳总纲

明堂察色，以脏腑部位为体，以气色诊法为用。故分观之，可以识其常；合参之，可以通其变。然究其常变，而原其始终，要不离乎阴阳之旨。盖阴阳者，天地之道也，万物之纲纪，变化之父母，生杀之本始，神明之府也。故以五色分言之，青属少阳，旺于春；赤属太阳，旺于夏；白属太阴，旺于秋；黑属少阴，旺于冬；黄属中央土，寄于四季，旺于长夏。以六部分言之，外者、上者、左者皆为阳，内者、下者、右者皆为阴。以十法分言之，浮、清、甚、散、泽为阳，沉、浊、微、抟、夭为阴。于是乎气色兼见，部位互考，则阴阳相错，阴中有阳，阳中有阴，此阴阳之总纲也。顾阴阳之道，阳清阴浊，阳升阴降，阳热阴寒，阳动阴静，阳外阴内，阳上阴下，阳左阴右，阳道实，阴道虚，阳常有余，阴常不足。是以色见诸阳者易治，见诸阴者难疗；外感阴病见阳色者易治，阳病见阴色者难疗。内伤阳病见阴色者易治，阴病见阳色者难疗。凡此阴阳之理，既可合气色部位以相参，亦可合脏腑病证以相证者也。《易传》曰：一阴一阳之谓道，阴阳不测之谓神。《内经》曰：得神者昌，失神者亡。阴阳变化，一以贯之矣。

望舌诊法提纲

盖闻道原于天，而具于心。心者生之本，形之君，至虚至灵，具众理而应万事者也，其窍开于舌，其经通于舌。舌者心之外候也，是以望舌，而可测其脏腑经络寒热虚实也。约而言之，大纲有五：一曰形容，二曰气色，三曰苔垢，四曰津液，五曰部位。五者分论，则其体明；五者合观，则其用达矣。由是察其形容，舌常有刺也，无刺者，气衰也。刺大刺多者，邪气实；刺微刺少者，正气虚。舌常无纹也，有纹者，血衰也。纹少纹浅者，衰之微；纹多纹深者，衰之甚。舌肿者，病在血。舌萎者，病在肉。舌偏斜者，病在经。舌缺陷者，病在脏。舌战动者，病在脾。舌纵舌缩者，病在心。舌裂舌烂者，病在脉。舌卷舌短者，心肝之证候。舌强舌硬者，心脾之病形。弄舌者，太阴之形症。啮舌者，少阴之气逆。诸太过者病在外，诸不及者病在内。此皆形容之目也。由是观其气色，舌赤者，心之正色也。深赤者为太过，淡红者为不及；深而紫者血分热，淡而白者气分寒；深青者瘀血疼痛，淡黑者气血虚寒；深赤而黑者热极，淡白而青者寒深；诸色浅者正虚，诸色深者邪实；明润而有血色者生，枯暗而无血色者死。此皆气色之目也。由是视其苔垢，舌常有苔也，无苔者虚也。苔垢薄者形气不足，苔垢厚者病气有余；白苔者病在表，黄苔者病在里，灰黑苔者病在少阴。苔色由白而黄，由黄而黑者，病日进；苔色由黑而黄，由黄而白者，病日退。此皆苔垢之目也。由是审其津液，滋润者其常，滑涩者其变。滑为寒，寒有上下内外之辨；涩为热，热有表里虚实之分。此皆津液之目也。由是分其部位，手少阴通舌本，足少阴挟舌本，足厥阴络舌本，足太阴连舌本、散舌下。舌本在下，舌尖在上，舌中为内，舌边为外。左病者应在左，右病者应在右。而凡形容之变，气色之殊，与夫苔垢之分，津液之辨，皆可以是推之。此部位之目也。夫然后举夫五者之大纲，以参究五者之细目以合观。化而裁之，推而行之，其理无穷，其用不尽矣。虽然五者之用，固在通变。而五者之变，又在求神。神也者，灵动精爽，红活鲜明，得之则生，失之则死，变化不可离，斯须不可去者也。是又五法之本也。他如诸书之条目，选录于后篇。学者合五法而察之，参四诊而治之，庶乎其不悖矣。

医学实在易

问证诗

一问寒热二问汗，
三问头身四问便，
五问饮食六问胸，
七聋八渴俱当辨，
九问旧病十问因，
再兼服药参机变。
妇人尤必问经期，
迟速闭崩皆可见。
再添片语告儿科，
天花麻疹全占验。

濒湖脉学

浮（阳）

浮脉，举之有余，按之不足。
《脉经》　如微风吹鸟背上毛。厌厌聂
聂，如循榆荚。《素问》　如水漂木。
崔氏　如捻葱叶。黎氏

✳体状诗

浮脉惟从肉上行，
如循榆荚似毛轻。
三秋得令知无恙，
久病逢之却可惊。

✿相类诗

> 浮如木在水中浮，
> 浮大中空乃是芤。
> 拍拍而浮是洪脉，
> 来时虽盛去悠悠。
> 浮脉轻平似捻葱，
> 虚来迟大豁然空。
> 浮而柔细方为濡，
> 散似杨花无定踪。

✿主病诗

> 浮脉为阳表病居，
> 迟风数热紧寒拘。
> 浮而有力多风热，
> 无力而浮是血虚。
> 寸浮头痛眩生风，
> 或有风痰聚在胸。
> 关上土衰兼木旺，
> 尺中溲便不流通。

诊法

沉（阴）

沉脉，重手按至筋骨乃得。《脉经》 如绵裹砂，内刚外柔。 杨氏 如石投水，必极其底。

❈ **体状诗**

水行润下脉来沉，
筋骨之间软滑匀。
女子寸兮男子尺，
四时如此号为平。

❈ **相类诗**

沉帮筋骨自调匀，
伏则推筋着骨寻。
沉细如绵真弱脉，
弦长实大是牢形。

❈ **主病诗**

沉潜水蓄阴经病，
数热迟寒滑有痰。
无力而沉虚与气，

沉而有气积并寒。
寸沉痰郁水停胸，
关主中寒痛不通。
尺部浊遗并泄痢，
肾虚腰及下元痈。

迟（阴）

迟脉，一息三至，去来极慢。
《脉经》

✿体状诗

迟来一息至惟三，
阳不胜阴气血寒。
但把浮沉分表里，
消阴须益火之原。

✿相类诗

脉来三至号为迟，
小快于迟作缓持。
迟细而难知是涩，
浮而迟大以虚推。

❖ 主病诗

> 迟司脏病或多痰，
> 沉痼癥瘕仔细看。
> 有力而迟为冷痛，
> 迟而无力定虚寒。
> 寸迟必是上焦寒，
> 关主中寒痛不堪。
> 尺是肾虚腰脚重，
> 溲便不禁疝牵丸。

数 （阳）

数脉，一息六至。《脉经》脉流薄疾。《素问》

❖ 体状诗

> 数脉息间常六至，
> 阴微阳盛必狂烦。
> 浮沉表里分虚实，
> 惟有儿童作吉看。

❋相类诗

　　数比平人多一至，
　　紧来如数似弹绳。
　　数而时止名为促，
　　数见关中动脉形。

❋主病诗

　　数脉为阳热可知，
　　只将君相火来医。
　　实宜凉泻虚温补，
　　肺病秋深却畏之。
　　寸数咽喉口舌疮，
　　吐红咳嗽肺生疡。
　　当关胃火并肝火，
　　尺属滋阴降火汤。

滑（阳中阴）

　　滑脉，往来前却，流利展转，替替然如珠之应指。《脉经》　漉漉如欲脱。

❀ **体状、相类诗**

> 滑脉如珠替替然，
> 往来流利却还前。
> 莫将滑数为同类，
> 数脉惟看至数间。

❀ **主病诗**

> 滑脉为阳元气衰，
> 痰生百病食生灾。
> 上为吐逆下蓄血，
> 女脉调时定有胎。
> 寸滑膈痰生呕吐，
> 吞酸舌强或咳嗽。
> 当关宿食肝脾热，
> 渴痢癫淋看尺部。

涩（阴）

涩脉，细而迟，往来难，短且散，或一止复来。《脉经》　参伍不调。《素问》　如轻刀刮竹。《脉诀》

如雨沾沙。通真子　如病蚕食叶。

❁**体状诗**

> 细迟短涩往来难，
> 散止依稀应指间。
> 如雨沾沙容易散，
> 病蚕食叶慢而艰。

❁**相类诗**

> 参伍不调名曰涩，
> 轻刀刮竹短而难。
> 微似秒芒微软甚，
> 浮沉不别有无间。

❁**主病诗**

> 涩缘血少或伤精，
> 反胃亡阳汗雨淋。
> 寒湿入营为血痹，
> 女人非孕即无经。
> 寸涩心虚痛对胸，
> 胃虚胁胀察关中，
> 尺为精血俱伤候，

诊法

肠结溲淋或下红。

虚 (阴)

虚脉, 迟大而软, 按之无力, 隐指豁豁然空。《脉经》

❋ 体状、相类诗

举之迟大按之松,
脉状无涯类谷空。
莫把芤虚为一例,
芤来浮大似慈葱。

❋ 主病诗

脉虚身热为伤暑,
自汗怔忡惊悸多。
发热阴虚须早治,
养营益气莫蹉跎。
血不荣心寸口虚,
关中腹胀食难舒。
骨蒸痿痹伤精血,
却在神门两部居。

实（阳）

实脉，浮沉皆得，脉大而长，微弦，应指愊愊然。《脉经》

❉体状诗

> 浮沉皆得大而长，
> 应指无虚愊愊强。
> 热蕴三焦成壮火，
> 通肠发汗始安康。

❉相类诗

> 实脉浮沉有力强，
> 紧如弹索转无常。
> 须知牢脉帮筋骨，
> 实大微弦更带长。

❉主病诗

> 实脉为阳火郁成，
> 发狂谵语吐频频。
> 或为阳毒或伤食，
> 大便不通或气疼。

寸实应知面热风，
咽疼舌强气填胸。
当关脾热中宫满，
尺实腰肠痛不通。

长（阳）

长脉，不大不小，迢迢自若。朱氏如揭长竿末梢，为平；如引绳，如循长竿，为病。《素问》

❋体状、相类诗

过于本位脉名长，
弦则非然但满张。
弦脉与长争较远，
良工尺度自能量。

❋主病诗

长脉迢迢大小匀，
反常为病似牵绳。
若非阳毒癫痫病，
即是阳明热势深。

短（阴）

短脉，不及本位。《脉诀》应指而回，不能满部。《脉经》

❋**体状、相类诗**

> 两头缩缩名为短，
> 涩短迟迟细且难。
> 短涩而浮秋喜见，
> 三春为贼有邪干。

❋**主病诗**

> 短脉惟于尺寸寻，
> 短而滑数酒伤神。
> 浮为血涩沉为痞，
> 寸主头疼尺腹疼。

洪（阳）

洪脉，指下极大。《脉经》 来盛去衰。《素问》 来大去长。通真子

❀体状诗

> 脉来洪盛去还衰,
> 满指滔滔应夏时。
> 若在春秋冬月份,
> 升阳散火莫狐疑。

❀相类诗

> 洪脉来时拍拍然,
> 去衰来盛似波澜。
> 欲知实脉参差处,
> 举按弦长幅幅坚。

❀主病诗

> 脉洪阳盛血应虚,
> 相火炎炎热病居,
> 胀满胃翻须早治,
> 阴虚泄痢可踌躇。
> 寸洪心火上焦炎,
> 肺脉洪时金不堪,
> 肝火胃虚关内察,
> 肾虚阴火尺中看。

微 (阴)

微脉极细而软，按之如欲绝，若有若无。《脉经》 细而稍长。戴氏

❀ 体状、相类诗

微脉轻微瀌瀌乎，
按之欲绝有如无。
微为阳弱细阴弱，
细比于微略较粗。

❀ 主病诗

气血微兮脉亦微，
恶寒发热汗淋漓。
男为劳极诸虚候，
女作崩中带下医。
寸微气促或心惊，
关脉微时胀满形，
尺部见之精血弱，
恶寒消瘅痛呻吟。

紧（阳）

　　紧脉，来往有力，左右弹人手。
《素问》　如转索无常。仲景　数如切
绳。《脉经》　如纫箄线。丹溪

❀ **体状诗**

　　　　举如转索切如绳，
　　　　脉象因之得紧名。
　　　　总是寒邪来作寇，
　　　　内为腹痛外身疼。

❀ **相类诗**　见弦、实。

❀ **主病诗**

　　　　紧为诸痛主于寒，
　　　　喘咳风痫吐冷痰。
　　　　浮紧表寒须发越，
　　　　紧沉温散自然安。
　　　　寸紧人迎气口分，
　　　　当关心腹痛沉沉。
　　　　尺中有紧为阴冷，

定是奔豚与疝疼。

缓 （阴）

缓脉，去来小驶于迟。《脉经》一息四至。戴氏 如丝在经，不卷其轴，应指和缓，往来甚匀。张太素 如初春杨柳舞风之象。杨玄操 如微风轻飐柳梢。滑伯仁

❈**体状诗**

缓脉阿阿四至通，
柳梢袅袅飐轻风。
欲从脉里求神气，
只在从容和缓中。

❈**相类诗** 见迟脉。

❈**主病诗**

缓脉营衰卫有余，
或风或湿或脾虚。
上为项强下痿痹，
分别浮沉大小区。

寸缓风邪项背拘，
关为风眩胃家虚。
神门濡泄或风秘，
或是蹒跚足力迂。

芤 （阳中阴）

芤脉，浮大而软，按之中央空，两边实。《脉经》 中空外实，状如慈葱。

❉ **体状诗**

芤形浮大软如葱，
边实须知内已空。
火犯阳经血上溢，
热侵阴络下流红。

❉ **相类诗**

中空旁实乃为芤，
浮大而迟虚脉呼。
芤更带弦名曰革，
芤为失血革血虚。

寸芤积血在于胸,
关里逢芤肠胃痈,
尺部见之多下血,
赤淋红痢漏崩中。

弦（阳中阴）

弦脉,端直以长。《素问》 如张弓弦。《脉经》 按之不移,绰绰如按琴瑟弦。巢氏 状若筝弦。《脉诀》从中直过,挺然直下。《刊误》

❋体状诗

弦脉迢迢端直长,
肝经木旺土应伤。
怒气满胸常欲叫,
翳蒙瞳子泪淋浪。

❋相类诗

弦来端直似丝弦,
紧则如绳左右弹。

紧言其力弦言象，
牢脉弦长沉伏间。

❊主病诗

弦应东方肝胆经，
饮痰寒热疟缠身。
浮沉迟数须分别，
大小单双有重轻。
寸弦头痛膈多痰，
寒热癥瘕察左关。
关右胃寒心腹痛，
尺中阴疝脚拘挛。

革（阴）

革脉，弦而芤。仲景　如按鼓皮。
丹溪

❊体状、主病诗

革脉形如按鼓皮，
芤弦相合脉寒虚。
女人半产并崩漏，

男子营虚或梦遗。

✽相类诗　见芤、牢。

牢（阴中阳）

牢脉，似沉似伏，实大而长，微弦。《脉经》

✽体状、相类诗

弦长实大脉牢坚，
牢位常居沉伏间。
革脉芤弦自浮起，
革虚牢实要详看。

✽主病诗

寒则牢坚里有余，
腹心寒痛木乘脾。
疝㿗癥瘕何愁也，
失血阴虚却忌之。

濡（阴）　即软字

濡脉，极软而浮细，如帛在水

中，轻手相得，按之无有。《脉经》
如水上浮沤。

❊**体状诗**

> 濡形浮细按须轻，
> 水面浮绵力不禁。
> 病后产中犹有药，
> 平人若见是无根。

❊**相类诗**

> 浮而柔细知为濡，
> 沉细而柔作弱持。
> 微则浮微如欲绝，
> 细来沉细近于微。

❊**主病诗**

> 濡为亡血阴虚病，
> 髓海丹田暗已亏。
> 汗雨夜来蒸入骨，
> 血山崩倒湿侵脾。
> 寸濡阳微自汗多，
> 关中其奈气虚何。

尺伤精血虚寒甚，
温补真阴可起疴。

弱 （阴）

弱脉，极软而沉细，按之乃得，
举手无有。《脉经》

❋体状诗

弱来无力按之柔，
柔细而沉不见浮。
阳陷入阴精血弱，
白头犹可少年愁。

❋相类诗　见濡脉。

❋主病诗

弱脉阴虚阳气衰，
恶寒发热骨筋痿。
多惊多汗精神减，
益气调营急早医。
寸弱阳虚病可知，
关为胃弱与脾衰。

欲求阳陷阴虚病，
须把神门两部推。

散（阴）

散脉，大而散，有表无里。《脉经》涣漫不收。崔氏 无统纪，无拘束，至数不齐，或来多去少，或去多来少。涣散不收，如杨花散漫之象。柳氏

❋**体状诗**

散似杨花散漫飞，
去来无定至难齐。
产为生兆胎为堕，
久病逢之不必医。

❋**相类诗**

散脉无拘散漫然，
濡来浮细水中绵。
浮而迟大为虚脉，
芤脉中空有两边。

❀主病诗

左寸怔忡右寸汗，
溢饮左关应软散。
右关软散胻胕肿，
散居两尺魂应断。

细 （阴）

细脉，小于微而常有，细直而
软，若丝线之应指。《脉经》

❀体状诗

细来累累细如丝，
应指沉沉无绝期。
春夏少年俱不利，
秋冬老弱却相宜。

❀相类诗　见微、濡。

❀主病诗

细脉萦萦血气衰，
诸虚劳损七情乖。
若非湿气侵腰肾，

即是伤精汗泄来。
寸细应知呕吐频，
入关腹胀胃虚形，
尺逢定是丹田冷，
泄痢遗精号脱阴。

伏 （阴）

伏脉，重按着骨，指下裁动。
《脉经》　脉行筋下。《刊误》

❋体状诗

伏脉推筋着骨寻，
指间裁动隐然深。
伤寒欲汗阳欲解，
厥逆脐疼证属阴。

❋相类诗　见沉脉。

❋主病诗

伏为霍乱吐频频，
腹痛多缘宿食停。
蓄饮老痰成积聚，

散寒温里莫因循。
食郁胸中双寸伏，
欲吐不吐常兀兀。
当关腹痛困沉沉，
关后疝疼还破腹。

动（阳）

动乃数脉见于关，上下无头尾，
如豆大，厥厥动摇。

❀**体状诗**

动脉摇摇数在关，
无头无尾豆形团。
其原本是阴阳搏，
虚者摇兮胜者安。

❀**主病诗**

动脉专司痛与惊，
汗因阳动热因阴。
或为泄痢拘挛病，
男子亡精女子崩。

促 (阳)

促脉，来去数，时一止复来。
《脉经》 如蹶之趣，徐疾不常。黎氏

❈体状诗

> 促脉数而时一止，
> 此为阳极欲亡阴。
> 三焦郁火炎炎盛，
> 进必无生退可生。

❈相类诗 见代脉。

❈主病诗

> 促脉惟将火病医，
> 其因有五细推之。
> 时时喘咳皆痰积，
> 或发狂斑与毒疽。

结 (阴)

结脉，往来缓，时一止复来。
《脉经》

❋**体状诗**

> 结脉缓而时一止，
> 独阴偏盛欲亡阳。
> 浮为气滞沉为积，
> 汗下分明在主张。

❋**相类诗**　见代脉。

❋**主病诗**

> 结脉皆因气血凝，
> 老痰结滞苦沉吟。
> 内生积聚外痈肿，
> 疝瘕为殃病属阴。

代（阴）

代脉，动而中止，不能自还，因而复动。仲景　脉至还入尺，良久方来。吴氏

❋**体状诗**

> 动而中止不能还，
> 复动因而作代看。

病者得之犹可疗，
平人却与寿相关。

✱相类诗

数而时止名为促，
缓止须将结脉呼。
止不能回方是代，
结生代死自殊途。

✱主病诗

代脉原因脏气衰，
腹疼泄痢下元亏，
或为吐泻中宫病，
女子怀胎三月兮。

附：

四言举要

脉乃血派，气血之先，
血之隧道，气息应焉。

其象法地，血之府也，
心之合也，皮之部也。
资始于肾，资生于胃，
阳中之阴，本乎营卫。
营者阴血，卫者阳气，
营行脉中，卫行脉外。
脉不自行，随气而至，
气动脉应，阴阳之义。
气如橐籥，血如波澜，
血脉气息，上下循环。
十二经中，皆有动脉，
惟手太阴，寸口取决。
此经属肺，上系吭嗌，
脉之大会，息之出入。
一呼一吸，四至为息，
日夜一万，三千五百。
一呼一吸，脉行六寸，
日夜八百，十丈为准。
初持脉时，令仰其掌，
掌后高骨，是谓关上。

关前为阳，关后为阴，
阳寸阴尺，先后推寻。
心肝居左，肺脾居右，
肾与命门，居两尺部。
魂魄谷神，皆见寸口，
左主司官，右主司府。
左大顺男，右大顺女，
本命扶命，男左女右。
关前一分，人命之主，
左为人迎，右为气口。
神门决断，两在关后，
人无二脉，病死不愈。
男女脉同，惟尺则异，
阳弱阴盛，反此病至。
脉有七诊，曰浮中沉，
上下左右，消息求寻。
又有九候，举按轻重，
三部浮沉，各候五动。
寸候胸上，关候膈下，
尺候于脐，下至跟踝。

左脉候左，右脉候右，
病随所在，不病者否。
浮为心肺，沉为肾肝，
脾胃中州，浮沉之间。
心脉之浮，浮大而散，
肺脉之浮，浮涩而短。
肝脉之沉，沉而弦长，
肾脉之沉，沉实而濡。
脾胃属土，脉宜和缓，
命为相火，左寸同断。
春弦夏洪，秋毛冬石，
四季和缓，是谓平脉。
太过实强，病生于外，
不及虚微，病生于内。
春得秋脉，死在金日，
五脏准此，推之不失。
四时百病，胃气为本，
脉贵有神，不可不审。
调停自气，呼吸定息，
四至五至，平和之时。

三至为迟，迟则为冷，
六至为数，数即热证。
转迟转冷，转数转热，
迟数既明，浮沉当别。
浮沉迟数，辨内外因，
外因于天，内因于人。
天有阴阳，风雨晦冥，
人喜怒忧，思悲恐惊。
外因之浮，则为表证，
沉里迟阴，数则阳盛。
内因之浮，虚风所为，
沉气迟冷，数热何疑。
浮数表热，沉数里热，
浮迟表虚，沉迟冷结。
表里阴阳，风气冷热，
辨内外因，脉证参别。
脉理浩繁，总括于四，
既得提纲，引申触类。
浮脉法天，轻手可得，
泛泛在上，如水漂木。

有力洪大，来盛去悠，
无力虚大，迟而且柔。
虚甚则散，涣散不收，
有边无中，其名曰芤。
浮小为濡，绵浮水面，
濡甚则微，不任寻按。
沉脉法地，近于筋骨，
深深在下，沉极为伏。
有力为牢，实大弦长，
牢甚则实，幅幅而强。
无力为弱，柔小如绵，
弱甚则细，如蛛丝然。
迟脉属阴，一息三至，
小快于迟，缓不及四。
二损一败，病不可治，
两息夺精，脉已无气。
浮大虚散，或见芤革，
浮小濡微，沉小细弱。
迟细为涩，往来极难，
易散一止，止而复还。

结则来缓，止而复来，
代则来缓，止不能回。
数脉属阳，六至一息，
七疾八极，九至为脱。
浮大者洪，沉大牢实，
往来流利，是谓之滑。
有力为紧，弹如转索，
数见寸口，有止为促。
数见关中，动脉可候，
厥厥动摇，状如小豆。
长则气治，过于本位，
长而端直，弦脉应指。
短则气病，不能满部，
不见于关，惟尺寸候。
一脉一形，各有主病，
数脉相兼，则见诸证。
浮脉主表，里必不足，
有力风热，无力血弱。
浮迟风虚，浮数风热，
浮紧风寒，浮缓风湿。

浮虚伤暑，浮芤失血，
浮洪虚火，浮微劳极。
浮濡阴虚，浮散虚剧，
浮弦痰饮，浮滑痰热。
沉脉主里，主寒主积，
有力痰食，无力气郁。
沉迟虚寒，沉数热伏，
沉紧冷痛，沉缓水蓄。
沉牢痼冷，沉实热极，
沉弱阴虚，沉细痹湿。
沉弦饮痛，沉滑宿食，
沉伏吐利，阴毒聚积。
迟脉主脏，阳气伏潜，
有力为痛，无力虚寒。
数脉主腑，主吐主狂，
有力为热，无力为疮。
滑脉主痰，或伤于食，
下为蓄血，上为吐逆。
涩脉少血，或中寒湿，
反胃结肠，自汗厥逆。

弦脉主饮，病属胆肝，
弦数多热，弦迟多寒。
浮弦支饮，沉弦悬痛，
阳弦头痛，阴弦腹痛。
紧脉主寒，又主诸痛，
浮紧表寒，沉紧里痛。
长则气平，短则气病，
细则气少，大则病进。
浮长风痫，沉短宿食，
血虚脉虚，气实脉实。
洪脉为热，其阴则虚，
细脉为湿，其血则虚。
缓大者风，缓细者湿，
缓涩血少，缓滑内热。
濡小阴虚，弱小阳竭，
阳竭恶寒，阴虚发热。
阳微恶寒，阴微发热，
男微虚损，女微泻血。
阳动汗出，阴动发热，
为痛与惊，崩中失血。

虚寒相搏，其名为革，
男子失精，女子失血。
阳盛则促，肺痈阳毒，
阴盛则结，疝瘕积郁。
代则气衰，或泄脓血，
伤寒心悸，女胎三月。
脉之主病，有宜不宜，
阴阳顺逆，凶吉可推。
中风浮缓，急实则忌，
浮滑中痰，沉迟中气。
尸厥沉滑，卒不知人，
入脏身冷，入腑身温。
风伤于卫，浮缓有汗，
寒伤于营，浮紧无汗。
暑伤于气，脉虚身热，
湿伤于血，脉缓细涩。
伤寒热病，脉喜浮洪，
沉微涩小，证反必凶。
汗后脉静，身凉则安，
汗后脉躁，热甚必难。

阳病见阴，病必危殆，
阴病见阳，虽困无害。
上不至关，阴气已绝，
下不至关，阳气已竭。
代脉止歇，脏绝倾危，
散脉无根，形损难医。
饮食内伤，气口急滑，
劳倦内伤，脾脉大弱。
欲知是气，下手脉沉，
沉极则伏，涩弱久深。
六郁多沉，滑痰紧食，
气涩血芤，数火细湿。
滑主多痰，弦主留饮，
热则滑数，寒则弦紧。
浮滑兼风，沉滑兼气，
食伤短疾，湿留濡细。
疟脉自弦，弦数者热，
弦迟者寒，代散者折。
泄泻下痢，沉小滑弱，
实大浮洪，发热则恶。

呕吐反胃，浮滑者昌，
弦数紧涩，结肠者亡。
霍乱之候，脉代勿讶，
厥逆迟微，是则可怕。
咳嗽多浮，聚肺关胃，
沉紧小危，浮濡易治。
喘急息肩，浮滑者顺，
沉涩肢寒，散脉逆证。
病热有火，洪数可医，
沉微无火，无根者危。
骨蒸发热，脉数而虚，
热而涩小，必殒其躯。
劳极诸虚，浮软微弱，
土败双弦，火炎急数。
诸病失血，脉必见芤，
缓小可喜，数大可忧。
瘀血内蓄，却宜牢大，
沉小涩微，反成其害。
遗精白浊，微涩而弱，
火盛阴虚，芤濡洪数。

诊法

三消之脉，浮大者生，
细小微涩，形脱可惊。
小便淋闭，鼻头色黄，
涩小无血，数大何妨。
大便燥结，须分气血，
阳数而实，阴迟而涩。
癫乃重阴，狂乃重阳，
浮洪吉兆，沉急凶殃。
痫脉宜虚，实急者恶，
浮阳沉阴，滑痰数热。
喉痹之脉，数热迟寒，
缠喉走马，微伏则难。
诸风眩运，有火有痰，
左涩死血，右大虚看。
头痛多弦，浮风紧寒，
热洪湿细，缓滑厥痰。
气虚弦软，血虚微涩，
肾厥弦坚，真痛短涩。
心腹之痛，其类有九，
细迟从吉，浮大延久。

疝气弦急，积聚在里，
牢急者生，弱急者死。
腰痛之脉，多沉而弦，
兼浮者风，兼紧者寒。
弦滑痰饮，濡细肾着，
大乃肾虚，沉实闪肭。
脚气有四，迟寒数热，
浮滑者风，濡细者湿。
痿病肺虚，脉多微缓，
或涩或紧，或细或濡。
风寒湿气，合而为痹，
浮涩而紧，三脉乃备。
五疸实热，脉必洪数，
涩微属虚，切忌发渴。
脉得诸沉，责其有水，
浮气与风，沉石或里。
沉数为阳，沉迟为阴，
浮大出厄，虚小可惊。
胀满脉弦，土制于木，
湿热数洪，阴寒迟弱。

诊法

浮为虚满，紧则中实，
浮大可治，虚小者危。
五脏为积，六腑为聚，
实强者生，沉细者死。
中恶腹胀，紧细者生，
脉若浮大，邪气已深。
痈疽浮散，恶寒发热，
若有痛处，痈疽所发。
脉数发热，而痛者阳，
不数不热，不痛阴疮。
未溃痈疽，不怕洪大，
已溃痈疽，洪大可怕。
肺痈已成，寸数而实，
肺痿之形，数而无力。
肺痈色白，脉宜短涩，
不宜浮大，唾糊呕血。
肠痈实热，滑数可知，
数而不热，关脉芤虚。
微涩而紧，未脓当下，
紧数脓成，切不可下。

妇人之脉，以血为本，
血旺易胎，气旺难孕。
少阴动甚，谓之有子，
尺脉滑利，妊娠可喜。
滑疾不散，胎必三月，
但疾不散，五月可别。
左疾为男，右疾为女，
女腹如箕，男腹如釜。
欲产之脉，其至离经，
水下乃产，未下勿惊。
新产之脉，缓滑为吉，
实大弦牢，有证则逆。
小儿之脉，七至为平，
更察色证，与虎口纹。
奇经八脉，其诊又别，
直上直下，浮则为督。
牢则为冲，紧则任脉，
寸左右弹，阳跷可决。
尺左右弹，阴跷可别，
关左右弹，带脉当诀。

尺外斜上，至寸阴维，
尺内斜上，至寸阳维。
督脉为病，脊强癫痫，
任脉为病，七疝瘕坚。
冲脉为病，逆气里急，
带主带下，脐痛精失。
阳维寒热，目眩僵仆，
阴维心痛，胸胁刺筑。
阳跷为病，阳缓阴急，
阴跷为病，阴缓阳急。
癫痫瘛疭，寒热恍惚，
八脉脉证，各有所属。
平人无脉，移于外络，
兄位弟乘，阳溪列缺。
病脉既明，吉凶当别，
经脉之外，又有真脏。
肝绝之脉，循刀责责，
心绝之脉，转豆躁疾。
脾则雀啄，如屋之漏，
如水之流，如杯之覆。

肺绝如毛，无根萧索，
麻子动摇，浮波之合。
肾脉将绝，至如省客，
来如弹石，去如解索。
命脉将绝，虾游鱼翔，
至如涌泉，绝在膀胱。
真脉既形，胃已无气，
参察色证，断之以臆。

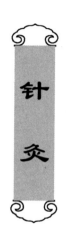

针

灸

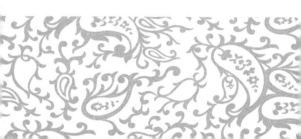

十四经穴分寸歌

1. 手太阴肺经穴 （LU，11 穴）

手太阴经穴十一，
起止中府少商间。
中线旁开六寸整，
中府第一肋间安；
上行一寸是**云门**，
天府腋下三寸连；
侠白肘上五寸主，
尺泽肌腱外侧见；
孔最腕上七寸取，
列缺腕侧一寸半；
经渠寸口陷中求，
太渊掌后横纹畔；
鱼际赤白看分明，
少商大指桡侧端。

2. 手阳明大肠经穴 （LI，20 穴）

手阳明经穴二十，
起止商阳迎香间。

商阳食指桡侧取，

二间节前微握拳；

三间节后陷中取，

合谷虎口歧骨间；

阳溪腕上筋间是，

偏历溪上三寸间；

温溜腕后去五寸，

池前四寸下廉安；

池前三寸是上廉，

三里二寸在池前；

曲池屈肘纹头尽，

肘髎大骨外廉陷；

五里池上三寸寻，

臂臑池上七寸间；

肩髃肩端举臂取，

巨骨肩尖上骨陷；

天鼎扶下直一寸，

扶突喉结三寸偏；

禾髎水沟旁五分，

迎香鼻翼中点边。

3. 足阳明胃经穴（**ST**，**45 穴**）

足阳明穴四十五，
起于承泣厉兑终。
承泣瞳下眶缘上，
四白正当眶下孔；
巨髎直下鼻孔旁，
地仓下与口角平；
大迎额前下寸三，
颊车咬肌高处逢；
下关耳前动脉处，
头维额角发际中；
人迎喉旁寸五取，
水突筋前下人迎；
气舍锁骨上肌间，
缺盆锁骨上窝中；
气户锁骨下缘取，
库房屋翳膺窗并；
各一寸六不相侵，
间隔一肋到**乳中**；
次有**乳根**出乳下，

针灸

相去中行四寸明；

不容巨阙旁二寸，

其下**承满**与**梁门**；

关门太乙滑肉门，

共去中行二寸寻；

天枢脐旁二寸间，

外陵大巨水道邻；

相隔一寸次第行，

水下一寸**归来**近；

距离中行二寸宽，

气冲鼠蹊上一寸；

又距曲骨二寸间，

髀关屈髋平会阴；

伏兔膝上六寸是，

阴市膝上有三寸；

梁丘膝上二寸得，

髌外陷中**犊鼻**存；

犊下三寸**足三里**，

上巨虚穴再三寸；

向下二寸是**条口**，

下巨虚穴下一寸；
条外一指**丰隆**量，
解溪跗上踝中寻；
冲阳足背动脉动，
陷谷内庭后二寸；
二三趾间寻**内庭**，
厉兑次趾外端寻。

4. 足太阴脾经穴（SP，21穴）

足太阴脾穴二一，
起于隐白终大包。
大趾内侧端**隐白**，
大都节前陷中找；
太白节后白肉际，
节后一寸**公孙**瞧；
商丘踝前下凹陷，
踝上三寸**三阴交**；
踝上六寸**漏谷**是，
陵下三寸**地机**朝；
内髁后下**阴陵泉**，
血海膝上二寸找；

箕门血海上六寸，
冲门腹股沟外瞄；
府舍冲外上七分，
腹结横下寸三遥；
大横脐中旁四寸，
建里旁四腹哀到；
中庭旁六食窦穴，
天溪胸乡周荣妙；
四三二肋各有一，
腋中六肋间大包。

5. 手少阴心经穴（HT，9穴）

手少阴心穴有九，
腋中脉动起极泉；
青灵肘上三寸觅，
少海纹头骨髁间；
灵道腕后一寸半，
通里腕上一寸间；
阴郄五分上横纹，
神门腕横纹尺端；
少府小指本节末，

少冲小指桡侧边。

6. 手太阳小肠经穴（SI，19 穴）

一十九穴手太阳，

少泽听宫起止详。

少泽小指尺侧角，

前谷五掌尺侧旁；

节后握拳取**后溪**，

腕骨腕前骨陷当；

阳谷尺骨茎突前，

养老腕后一寸上；

尺突桡侧骨缝中，

支正腕后五寸量；

小海肘髁鹰嘴中，

肩贞纹头一寸当；

臑俞贞上冈下凹，

天宗冈下窝中央；

秉风冈下举有空，

曲垣冈端内陷藏；

外俞胸一三寸外，

中俞大椎二寸旁；

天窗扶突后陷中，
天容耳下曲颊详；
颧髎颧下凹陷处，
听宫耳前把口张。

7. 足太阳膀胱经穴 （BL，67穴）

六十七穴膀胱经，
起于睛明至阴终。
睛明目内眦内上，
攒竹眉头凹陷中；
眉冲入发有半寸，
曲差寸五旁神庭；
五处旁开亦寸半，
细算却与上星平；
承光通天络却穴，
相去寸半调均停；
玉枕夹脑一寸三，
天柱发际五分行。
夹脊旁开寸五分，
第一大杼二风门；

三椎肺俞四厥阴，
五心六督七膈寻；
九肝十胆十一脾，
十二三四胃焦肾；
十五气海下大肠，
十七关元小肠轮；
十九膀胱连中膂，
白环二一椎下论。
上次中下四髎穴，
一二三四骶孔寻；
会阳尾骨旁五分，
第一侧线逐一寻。
承扶臀横纹中央，
殷门扶下六寸当；
浮郄委阳上一寸，
委阳腘外两筋乡；
委阳之下是委中，
穴在腘纹正中央。
脊中旁开三寸量，
二椎附分依次详；

针灸

三椎魄户四膏肓，

第五椎下是神堂；

六为谚语七膈关，

第九魂门十阳纲；

十一椎下是意舍，

十二椎下是胃仓；

十三肓门连志室，

十九椎下是胞肓；

二十一椎为秩边，

第二侧线诸穴强。

合阳委中下二寸，

承筋腓肠肌中央；

承山腨下分肉间，

飞扬外踝七寸上；

跗阳外踝上三寸，

昆仑后跟陷中央；

仆参跟骨外侧际，

申脉外踝尖下量；

金门踝前骰下缘，

京骨大骨外下藏；

束骨肉际本节后，
通谷节前陷中央；
至阴小趾外甲角，
太阳之穴已周详。

8. 足少阴肾经穴（KI，27 穴）

足少阴肾穴二七，
起于足底凹涌泉；
然谷舟骨粗隆下，
太溪内踝跟腱间；
大钟踝后跟骨上，
水泉溪下一寸见；
照海踝尖下一寸，
复溜踝上二寸间；
交信溜前胫骨后，
筑宾太溪五寸连；
膝内两筋间阴谷，
横骨平取曲骨边；
大赫气穴并四满，
中注肓俞凭脐看；
六穴上行皆一寸，

俱距任脉半寸间；

商曲又平下脘取，

石关阴都通谷联；

幽门适当巨阙侧，

五穴分寸量同前；

再从中行开二寸，

步廊却在中庭边；

神封灵墟及**神藏**，

彧中俞府璇玑边；

每穴上行皆寸六，

旁开二寸仔细观。

9. 手厥阴心包经穴（**PC，9 穴**）

手厥阴经九穴见，

起止天池中冲间。

天池四肋旁五寸，

天泉腋下二寸观；

曲泽腱内横纹上，

郄门腕上五寸连；

间使腕上方三寸，

内关去腕二寸间；

大陵纹中两筋中，
劳宫握拳中指尖；
最末一穴是**中冲**，
正在中指之末端。

10. 手少阳三焦经穴（TE，23穴）

三焦经穴二十三，
起于**关冲**四指端；
液门四五指缝取，
中渚四掌指后安；
阳池腕表陷中求，
外关二寸尺桡间；
腕上三寸**支沟**穴，
会宗横外尺骨缘；
腕上四寸**三阳络**，
亦在尺骨桡侧边；
四渎肘尖下五寸，
天井尖上一寸陷；
肘上二寸**清泠渊**，
消泺肘上五寸连；
臑会三角肌后下，

肩髎肩峰后下陷；

天髎肩胛骨上角，

天牖肌后平颌边；

翳风耳后乳突下，

瘈脉乳突正中间；

颅息亦在青络上，

角孙耳尖发际边；

耳门耳缺前起肉，

和髎耳前发际缘；

眉梢陷中丝竹空，

三焦经穴至此全。

11. 足少阳胆经穴（GB，44穴）

足少阳胆穴四四，

瞳子髎起窍阴全。

眦外五分瞳子髎，

听会凹陷在耳前；

上关颧弓上缘陷，

头维曲鬓弧线连；

颔厌悬颅悬厘穴，

均分四段细推算；

曲鬓耳前发际上，

入发寸半率谷见；

天冲率后斜五分，

浮白率下一寸连；

乳突后上头窍阴，

完骨乳突后下研；

本神神庭旁三寸，

阳白眉上一寸检；

入发五分头临泣，

瞳孔直上取之验；

临后一寸是目窗，

窗后一寸正营连；

承灵正营后寸半，

脑空池上枕外缘；

风池枕下肌间陷，

肩井大椎肩峰间；

渊腋腋中四肋下，

再从渊腋横向前；

前行一寸辄筋逢，

日月乳下三肋现；

针灸

十二肋端是**京门**，
十一平脐**带脉**见；
带下三寸为**五枢**，
维道前下五分边；
居髎髂前转子取，
环跳髀枢宛中陷；
风市垂手中指尽，
中渎膝上七寸研；
阳关三寸上阳陵，
小头前下**阳陵泉**；
阳交腓后踝上七，
外丘上七腓骨前；
再下二寸见**光明**，
踝上四寸**阳辅**连；
悬钟踝上三寸列，
外踝前下**丘墟**见；
临泣四趾本节前，
五会四五跖骨间；
趾蹼缘后**侠溪**接，
窍阴四趾外角边。

12. 足厥阴肝经穴（LR，14 穴）

十四肝经足厥阴，
始于大敦终期门。

大敦足大趾外端，
行间一二趾缝针；
太冲本节后凹陷，
中封踝前筋内寻；
踝上五寸是**蠡沟**，
中都内踝上七寸；
膝关阴陵后一寸，
曲泉腘横纹内论；
髌上四寸是**阴包**，
五里气冲下三寸；
冲下二寸是**阴廉**，
向上再把**急脉**寻；
正中横开二寸半，
季肋端下是**章门**；
期门乳下二肋取，
十二经穴此一轮。

13. 督脉穴（GV，29穴）

督脉穴本二十八，

今日通常加印堂；

起于长强止龈交，

尾骨之端取长强；

二十一椎为腰俞，

十六阳关细推详；

十四命门与脐对，

十三悬枢列中央；

十一脊中十中枢，

九为筋缩七至阳；

六为灵台五神道，

三椎之下身柱强；

一椎之下是陶道，

一椎之上大椎镶；

入发五分寻哑门，

风府一寸宛中央；

脑户枕外隆凸处，

入发四寸强间量；

五寸五分是后顶，

七寸**百会**顶中央；

前顶囟会距寸半，

入发一寸**上星**当；

入发五分**神庭**穴，

眉间陷中穿**印堂**；

鼻尖准头**素髎**见，

水沟鼻下人中藏；

兑端唇上间端求，

龈交齿上龈中央。

14. 任脉穴（**CV，24 穴**）

任脉穴有二十四，

会阴承浆起止详。

会阴两阴正中间，

曲骨耻骨联合上；

中极脐下四寸取，

脐下三寸**关元**乡；

脐下二寸**石门**开，

脐下寸半**气海**强；

脐下一寸**阴交**穴，

神阙正在脐中央；

脐上诸穴隔一寸，
水分下脘建里详；
中脘上脘连**巨阙**，
鸠尾歧骨下寸量；
中庭胸剑结合中，
膻中恰在乳中央；
相隔一肋向上数，
玉堂紫宫华盖镶；
璇玑锁骨上窝下，
胸骨上窝**天突**当；
廉泉颔下喉结上，
颏唇沟中是**承浆**。

十二经循行交接歌

肺大胃脾心小肠，
膀肾包焦胆肝乡。
手阴脏手阳手头，
足阴足腹阳头足。

十二经气血多少歌

多气多血经须记，
大肠手经足经胃。
少血多气有六经，
三焦胆肾心脾肺。
多血少气心包络，
膀胱小肠肝所异。

十二经纳天干歌

甲胆乙肝丙小肠，
丁心戊胃己脾乡；
庚属大肠辛属肺，
壬属膀胱癸肾藏；
三焦亦向壬中寄，
包络同归入癸方。

十二经脉昼夜流注歌

肺寅大卯胃辰宫，
脾巳心午小未中，

申膀酉肾心包戌，
亥焦子胆丑肝通。

井荥输原经合歌

少商鱼际与太渊，
经渠尺泽肺相连。
商阳二三间合谷，
阳溪曲池大肠牵。
厉兑内庭陷谷胃，
冲阳解溪三里随。
隐白大都足太阴，
太白商丘并阴陵。
少冲少府属于心，
神门灵道少海寻。
少泽前谷后溪腕，
阳谷小海小肠经。
至阴通谷束京骨，
昆仑委中膀胱属。
涌泉然谷与太溪，
复溜阴谷肾所益。

中冲劳宫心包络，
大陵间使传曲泽。
关冲液门中渚焦，
阳池支沟天井找。
窍阴侠溪临泣胆，
丘墟阳辅阳陵泉。
大敦行间太冲看，
中封曲泉属于肝。

十五络穴歌

肺络列缺偏大肠，
脾络公孙胃丰隆，
小肠支正心通里，
膀胱飞扬肾大钟，
心包内关三焦外，
肝络蠡沟胆光明，
脾之大络是大包，
任络鸠尾督长强。

针

灸

十二经募穴歌

胃募中脘脾章门，
三焦募在石门穴。
心包募穴何处取，
胸前膻中窥浅深。
大肠天枢肺中府，
小肠关元心巨阙。
膀胱中极肾京门，
肝募期门胆日月。

八脉交会八穴歌

公孙冲脉胃心胸，
内关阴维下总同；
临泣胆经连带脉，
阳维目锐外关逢；
后溪督脉内眦颈，
申脉阳跷络亦通；
列缺任脉行肺系，
阴跷照海膈喉咙。

公孙

九种心痛病不宁，
结胸翻胃食难停，
酒食积聚肠鸣见，
水食气疾膈脐疼，
腹痛胁胀胸膈满，
疟疾肠风大便红，
胎衣不下血迷心，
急刺公孙穴自灵。

内关

中满心胸多痞胀，
肠鸣泄泻及脱肛，
食难下膈伤于酒，
积块坚硬横胁旁，
妇女胁疼并心痛，
里急腹痛势难当，
伤寒不解结胸病，
疟疾内关可独当。

足临泣

中风手足举动难，
麻痛发热筋拘挛，
头风肿痛连腮项，
眼赤而疼合头眩，
齿痛耳聋咽肿证，
游风瘙痒筋牵缠，
腿疼胁胀肋肢痛，
针入临泣病可痊。

外关

肢节肿疼与膝冷，
四肢不遂合头风，
背胯内外筋骨痛，
头项眉棱病不宁，
手足热麻夜盗汗，
破伤眼肿目睛红，
伤寒自汗烘烘热，
唯有外关针极灵。

后溪

手足拘挛战掉眩，
中风不语并癫痫，
头疼眼肿涟涟泪，
背腰腿膝痛绵绵，
项强伤寒病不解，
牙齿腮肿喉病难，
手足麻木破伤风，
盗汗后溪穴先砭。

申脉

腰背脊强足踝风，
恶风自汗或头疼，
手足麻挛臂间冷，
雷头赤目眉棱痛，
吹乳耳聋鼻出血，
癫痫肢节苦烦疼，
遍身肿满汗淋漓，
申脉先针有奇功。

列缺

痔疮肛肿泄痢缠，
吐红尿血嗽咳痰，
牙痛喉肿小便涩，
心胸腹疼噎咽难，
产后发强不能语，
腰痛血疾脐腹寒，
死胎不下上攻膈，
列缺一刺病乃痊。

照海

喉闭淋涩与胸肿，
膀胱气痛并肠鸣，
食黄酒积脐腹痛，
呕泻胃翻及乳痈，
便燥难产血昏迷，
积块肠风下便红，
膈中不快梅核气，
格主照海针有灵。

八会穴歌

腑会中脘脏章门，
筋会阳陵髓绝骨，
骨会大杼气膻中，
血会膈俞脉太渊。

十六郄穴歌

郄即孔郄意，气血深藏聚；
病证反应点，临床能救急。
肺向孔最取，大肠温溜宜；
胃经是梁丘，脾经乃地机；
小肠寻养老，心经取阴郄；
膀胱求金门，肾向曲泉觅；
心包郄门主，三焦会宗依；
胆郄在外丘，肝郄中都立；
阳跷跗阳走，阴跷交信居；
阳维郄阳交，阴维筑宾毕。

针
灸

下合穴歌

胃之下合三里乡，
上下巨虚大小肠，
膀胱委中胆阳陵，
三焦下合是委阳。

六总穴歌

肚腹三里留，腰背委中求，
头项寻列缺，面口合谷收。
小腹三阴谋，急救刺水沟。

十二经子母补泻歌

肺泻尺泽补太渊，
大泻二间曲池牵；
胃泻厉兑解溪补，
脾泻商丘大都边；
心泻神门补少冲，
小肠小海后溪连；
膀泻束骨补至阴，

肾泻涌泉复溜焉；
包泻大陵中冲补，
焦泻天井补中渚；
胆泻阳辅补侠溪，
肝泻行间补曲泉。

行针指要歌

或针风，先向风府百会中。
或针水，水分挟脐上边取。
或针结，针着大肠泄水穴。
或针劳，须向膏肓及百劳。
或针虚，气海丹田委中奇。
或针气，膻中一穴分明记。
或针嗽，肺俞风门须用灸。
或针痰，先针中脘三里间。
或针吐，中脘气海膻中补。
翻胃吐食一般针。
针中有妙少人知。

马丹阳天星十二穴治杂病歌

三里内庭穴，曲池合谷接，
委中配承山，太冲昆仑穴，
环跳与阳陵，通里并列缺。
合担用法担，合截用法截，
三百六十穴，不出十二诀。
治病如神灵，浑如汤泼雪，
北斗降真机，金锁教开彻，
至人可传授，匪人莫浪说。

三里膝眼下，三寸两筋间。
能通心腹胀，善治胃中寒；
肠鸣并泄泻，腿肿膝胻酸；
伤寒羸瘦损，气蛊及诸般。
年过三旬后，针灸眼便宽。
取穴当审的，八分三壮安。

内庭次趾外，本属足阳明。
能治四肢厥，喜静恶闻声；

瘾疹咽喉痛，数欠及牙疼；
虚疾不能食，针着便惺惺。

曲池拱手取，屈肘骨边求。
善治肘中痛，偏风手不收；
挽弓开不得，筋缓莫梳头；
喉闭促欲死，发热更无休；
遍身风癣癞，针著即时瘳。

合谷在虎口，两指歧骨间。
头痛并面肿，疟病热还寒；
齿龋鼻衄血，口噤不开言。
针入五分深，令人即便安。

委中曲䐐里，横纹脉中央。
腰痛不能举，沉沉引脊梁；
酸疼筋莫展，风痹复无常；
膝头难伸屈，针入即安康。

承山名鱼腹，腨肠分肉间。

善治腰疼痛，痔疾大便难；
脚气并膝肿，辗转战疼酸；
霍乱及转筋，穴中刺便安。

太冲足大趾，节后二寸中。
动脉知生死，能医惊痫风；
咽喉并心胀，两足不能行；
七疝偏坠肿，眼目似云朦；
亦能疗腰痛，针下有神功。

昆仑足外踝，跟骨上边寻。
转筋腰尻痛，暴喘满冲心；
举步行不得，一动即呻吟。
若欲求安乐，须于此穴针。

环跳在髀枢，侧卧屈足取。
折腰莫能顾，冷风并湿痹；
腿胯连腨痛，转侧重唏嘘。
若人针灸后，顷刻病消除。

阳陵居膝下，外臁一寸中。
膝肿并麻木，冷痹及偏风；
举足不能起，坐卧似衰翁。
针入六分止，神功妙不同。

通里腕侧后，去腕一寸中。
欲言声不出，懊恼及怔忡；
实则四肢重，头腮面颊红；
虚则不能食，暴喑面无容。
毫针微微刺，方信有神功。

列缺腕侧上，次指手交叉。
善疗偏头患，遍身风痹麻；
痰涎频壅上，口噤不开牙。
若能明补泻，应手即如拿。

标幽赋

拯救之法，妙用者针。察岁时于天道，定形气于予心。春夏瘦而刺浅，秋冬肥而刺深。不穷经络阴阳，多逢刺禁；既论脏腑虚实，须向经寻。原夫起自中焦，水初下漏，太阴为始，至厥阴而方终；穴出云门，抵期门而最后。正经十二，别络走三百余支；正侧偃伏，气血有六百余候。手足三阳，手走头而头走足；手足三阴，足走腹而胸走手。

要识迎随，须明逆顺。况乎阴阳气血多少为最。厥阴太阳，少气多血；太阴少阴，少血多气；而又气多血少者，少阳之分；气盛血多者，阳明之位。先详多少之宜，次察应至之气。轻滑慢而未来，沉涩紧而已至。既至也，量寒热而留疾；未至也，据虚实而候气。气之至也，如鱼吞钩饵之浮沉；气未至也，似闲处幽堂之深邃。气速至而效速，气迟至而不治。

观夫九针之法，毫针最微，七星上应，众穴主持。本形金也，有蠲邪扶正之道；短长水也，有决凝开滞之机。定刺象木，或斜或正；口藏比火，进阳补赢。循机扪而可塞以象土，实应五行而可知。然是三寸六分，包含妙理；虽细桢于毫发，同贯多歧。可平五脏之寒热，能调六腑之虚实。拘挛闭塞，遣八邪而去矣；寒热痛痹，开四关而已之。凡刺者，使本神朝而后入；既刺也，使本神定而气随。神不朝而勿刺，神已定而可施。定脚处，取气血为主意；下手处，认水木是根基。天地人三才也，涌泉同璇玑百会；上中下三部也，大包与天枢地机。阳跷阳维并督带，主肩背腰腿在表之病；阴跷阴维任冲脉，去心腹胁肋在里之疑。二陵二跷二交，似续而交五大；两间两商两井，相依而别两支。大抵取穴之法，必有分寸，先审自意，次观肉分。或伸屈而得之，或平直而安定。在阳部筋骨之侧，陷下为真；在阴分郄腘之间，动脉相应。取五穴用一穴而必端，取三经用一经而可正。头部与肩部详分，督脉与任脉易定。

明标与本，论刺深刺浅之经；住痛移疼，取相交相贯之径。岂不闻脏腑病，而求门、海、俞、募之微；经络滞，而求原、别、交、会之道。更穷四根、三结，依标本而刺无不痊；但用八法、五门，分主客而针无不效。八脉始终连八会，本是纪纲；十二经络十二原，是谓枢要。一日取六十六穴之法，方见幽微，一时取一十二经之原，始知要妙。

原夫补泻之法，非呼吸而在手指；速效之功，要交正而识本经。交经缪刺，左有病而右畔取；泻络远针，头有病而脚上针。巨刺与缪刺各异，微针与妙刺相通。观部分而知经络之虚实，视浮沉而辨脏腑之寒温。且夫先令针耀而虑针损，次藏口内而欲针温。目无外视，手如握虎；心无内慕，如待贵人。左手重而多按，欲令气散；右手轻而徐入，不痛之因。空心恐怯，直立侧而多晕；背目沉掐，坐卧平而没昏。推于十干十变，知孔穴之开阖；论其五行五脏，察日时之旺衰。伏如横弩，应若发机。

阴交阳别而定血晕，阴跷阳维而下胎衣。瘅厥偏枯，迎随俾经络接续；漏崩带下，温补使气血依归。静以久留，停针待之。必准者，取照海治喉中之闭塞；端的处，用大钟治心内之呆痴。大抵疼痛实泻，痒麻虚补。体重节痛而输居，心下痞满而井主。心胀咽痛，针太冲而必除；脾冷胃疼，泻公孙而立愈。胸满腹痛刺内关，胁疼肋痛针飞虎。筋挛骨痛而补魂门，体热劳嗽而泻魄户。头风头痛，刺申脉与金门；眼痒眼痛，泻光明与地五。泻阴郄止盗汗，治小儿骨蒸；刺偏历利小便，医大人水蛊。中风环跳而宜刺，虚损天枢而可取。由是午前卯后，太阴生而疾温；离左西南，月朔死而速冷。循扪弹努，留吸母而坚长；爪下伸提，疾呼子而嘘短。动退空歇，迎夺右而泻凉；推内进搓，随济左而补暖。

慎之！大患危疾，色脉不顺而莫针；寒热风阴，饥饱醉劳而切忌。望不补而晦不泻，弦不夺而朔不济。精其心而穷其法，无灸艾而坏其皮；正其理而求其原，免投针而失其位。避灸处而加四肢，四十有九；禁刺处而除六腧，二十有二。抑又闻高皇抱疾未瘥，李氏刺巨阙而后苏；太子暴死为厥，越人针维会而复醒。肩井、曲池，甄权刺臂痛而复射；悬钟、环跳，华佗刺躄足而立行。秋夫针腰俞而鬼免沉疴，王纂针交俞而妖精立出。取肝俞与命门，使瞽士视秋毫之末；刺少阳与交别，俾聋夫听夏蚋之声。

嗟夫！去圣逾远，此道渐坠。或不得意而散其学，或恣其能而犯禁忌。愚庸智浅，难契于玄言。至道渊深，得之者有几？偶述斯言，不敢示诸明达者焉，庶几乎童蒙之心启。

金针赋

观夫针道，捷法最奇。须要明于补泻，方可起于倾危。先分病之上下，次定穴之高低。头有病而足取之，左有病而右取之。男子之气，早在上而晚在下，取之必明其理；女子之气，早在下而晚在上，用之必识其时。午前为早属阳，午后为晚属阴。男女上下，凭腰分之。手足三阳，手走头而头走足；手足三阴，足走腹而胸走手。阴升阳降，出入之机。逆之者，为泻为迎；顺之者，为补为随。

春夏刺浅者以瘦，秋冬刺深者以肥。更观元气厚薄，浅深之刺犹宜。

原夫补泻之法，妙在呼吸手指。男子者，大指进前左转，呼之为补，退后右转，吸之为泻，提针为热，插针为寒；女子者，大指退后右转，吸之为补，进前左转，呼之为泻，插针为热，提针为寒。左与右各异，胸与背不同。午前者如此，午后者反之。是故爪而切之，下针之法；摇而退之，出针之法；动而进之，催针之法；循而摄之，行气之法。搓则去病，弹则补虚。肚腹盘旋，扪为穴闭。重沉豆许曰按，轻浮豆许曰提。一十四法，针要所备。补者一退三飞，真气自归；泻者一飞三退，邪气自避。补则补其不足，泻则泻其有余。有余者为肿为痛，曰实；不足者为痒为麻，曰虚。气速效速，气迟效迟。死生贵贱，针下皆知。贱者硬而贵者脆，生者涩而死者虚，候之不至，必死无疑。

且夫下针之法，先须爪按，重而切之，次令咳嗽一声，随咳下针。凡补者呼气，初针刺至皮内，乃曰天才；少停进针，刺入肉内，是曰人才；又停进针，刺至筋骨之间，名曰地才，此为极处，就当补之。再停良久，却须退针至人之分，待气沉紧，倒针朝病，进退往来，飞经走气，尽在其中矣。凡泻者吸气，初针至天，少停进针，直至于地，得气泻之。再停良久，即须退针，复至于人，待气沉紧，倒针朝病，法同前矣。其或晕针者，神气虚也，以针补之，口鼻气回，热汤与之，略停少顷，依前再施。

及夫调气之法，下针至地之后，复人之分。欲气上行，将针右捻；欲气下行，将针左捻。欲补先呼后吸，欲泻先吸后呼。气不至者，以手循摄，以爪切掐，以针摇动，进捻搓弹，直待气至。以龙虎升腾之法，按之在前，使气在后，按之在后，使气在前。运气走至疼痛之所，以纳气之法，扶针直插，复向下纳，使气不回。若关节阻涩，气不过者，以龙虎龟凤通经接气大段之法，驱而运之，仍以循摄爪切，无不应矣。此通仙之妙。

况夫出针之法，病势既退，针气微松；病未退者，针气如根，推之不动，转之不移，此为邪气吸拔其针，乃真气未至，不可出。出之者，其病即复，再须补泻，停以待之，直候微松，方可出针豆许，摇而停之。补者吸之去疾，其穴急扪；泻者呼之去徐，其穴不闭。欲令腠密，然后吸气。故曰：下针贵迟，太急伤血；出针贵缓，太急伤气。以上总要，于斯尽矣。

　　考夫治病，其法有八：一曰烧山火，治顽麻冷痹，先浅后深，凡九阳而三进三退，慢提紧按，热至，紧闭插针，除寒之有准。二曰透天凉，治肌热骨蒸，先深后浅，用六阴而三出三入，紧提慢按，徐徐举针，退热之可凭。皆细细搓之，去病准绳。三曰阳中隐阴，先寒后热，浅而深，以九六之法，则先补后泻也。四曰阴中隐阳，先热后寒，深而浅，以六九之方，则先泻后补也。补者直须热至，泻者务待寒侵，犹如搓线，慢慢转针，法浅则用浅，法深则用深，二者不可兼而紊之也。五曰子午捣臼，水蛊膈气，落穴之后，调气均匀，针行上下，九入六出，左右转之，十遭自平。六曰进气之诀，腰背肘膝痛，浑身走注疼，刺九分，行九补，卧针五七吸，待气上行。亦可龙虎交战，左捻九而右捻六，是亦住痛之针。七曰留气之诀，痃癖癥瘕，刺七分，用纯阳，然后乃直插针，气来深刺，提针再停。八曰抽添之诀，瘫痪疮癞，取其要穴，使九阳得气，提按搜寻，大要运气周遍。扶针直插，复向下纳，回阳倒阴。指下玄微，胸中活法，一有未应，反复再施。

若夫过关过节，催运气以飞经走气，其法有四。一曰青龙摆尾，如扶船舵，不进不退，一左一右，慢慢拨动。二曰白虎摇头，似手摇铃，退方进圆，兼之左右，摇而振之。三曰苍龟探穴，如入土之象，一退三进，钻剔四方。四曰赤凤迎源，展翅之仪，入针至地，提针至天，候针自摇，复进其原，上下左右，四围飞旋。病在上吸而退之，病在下呼而进之。

至夫久患偏枯，通经接气之法，已有定息寸数。手足三阳，上九而下十四，过经四寸；手足三阴，上七而下十二，过经五寸。在乎摇动出纳，呼吸同法，驱运气血，顷刻周流，上下通接，可使寒者暖而热者凉，痛者止而胀者消。若开渠之决水，立时见功，何倾危之不起哉？虽然，病有三因，皆从气血；针分八法，不离阴阳。盖经络昼夜之循环，呼吸往来之不息，和则身体康健，否则疾病竞生。譬如天下国家地方，山海田园，江河溪谷，值岁时风雨均调，则水道疏利，民安物阜。其或一方一所，风雨不均，遭以旱涝，使水道涌竭不通，灾忧遂至。人之气血，受病三因，亦犹方所之于旱涝也。盖针砭所以通经脉，均气血，蠲邪扶正，故曰捷法最奇者哉。

嗟夫！轩岐古远，卢扁久亡。此道幽深，非一言而可尽；斯文细密，在久习而能通。岂世上之常辞，庸流之泛术。得之者若科之及第，而悦于心；用之者如射之发中，而应于目。述自先贤，传之后学，用针之士，有志于斯，果能洞造玄微，而尽其精妙，则世之伏枕之疴，有缘者遇针，其病皆随手而愈。

百症赋

百症俞穴，再三用心。囟会连于玉枕，头风疗以金针。悬颅颔厌之中，偏头痛止；强间丰隆之际，头痛难禁。

原夫面肿虚浮，须仗水沟前顶；耳聋气闭，全凭听会翳风。面上虫行有验，迎香可取；耳中蝉噪有声，听会堪攻。目眩兮支正飞扬，目黄兮阳纲胆俞。攀睛攻少泽肝俞之所，泪出刺临泣头维之处。目中漠漠，即寻攒竹三间；目觉䀮䀮，急取养老天柱。观其雀目肝气，睛明行间而细推；审他项强伤寒，温溜期门而主之。廉泉中冲，舌下肿痛堪取；天府合谷，鼻中衄血宜追。耳门丝竹空，住牙疼于顷刻；颊车地仓穴，正口㖞于片时。喉痛兮液门鱼际去疗，转筋兮金门丘墟来医。阳谷侠溪，颔肿口噤并治；少商曲泽，血虚口渴同施。通天去鼻内无闻之苦，复溜去舌干口燥之悲。哑门关冲，舌缓不语而要紧；天鼎间使，失音嗳嗫而休迟。太冲泻唇㖞以速愈，承浆泻牙痛而即移。项强多恶风，束骨相连于天柱；热病汗不出，大都更接以经渠。

且如两臂顽麻，少海就傍于三里；半身不遂，阳陵远达于曲池。建里内关，扫尽胸中之苦闷；听宫脾俞，祛残心下之悲凄。

久知胁肋疼痛，气户华盖有灵；腹内肠鸣，下脘陷谷能平。胸胁支满何疗，章门不用细寻；膈疼饮蓄难

禁，膻中巨阙便针。胸满更加噎塞，
中府意舍所行；胸膈停留瘀血，肾俞
巨髎宜征。胸满项强，神藏璇玑宜
试；背连腰痛，白环委中曾经。脊强
兮水道筋缩，目瞑兮颧髎大迎。痉病
非颅息而不愈，脐风须然谷而易醒。
委阳天池，腋肿针而速散；后溪环
跳，腿痛刺而即轻。梦魇不宁，厉兑
相谐于隐白；发狂奔走，上脘同起于
神门。惊悸怔忡，取阳交解溪勿误；
反张悲哭，仗天冲大横须精。癫疾必
身柱本神之命，发热仗少冲曲池之
津。岁热时行，陶道复求肺俞理；风
痫常发，神道须还心俞宁。湿寒湿热
下髎定，厥寒厥热涌泉清。寒栗恶
寒，二间疏通阴郄暗；烦心呕吐，幽
门闭彻玉堂明。行间涌泉，主消渴之
肾竭；阴陵水分，去水肿之脐盈。痨
瘵传尸，趋魄户膏肓之路；中邪霍
乱，寻阴谷三里之程。治疸消黄，谐

后溪劳宫而看；倦言嗜卧，往通里大钟而明。咳嗽连声，肺俞须迎天突穴；小便赤涩，兑端独泻太阳经。刺长强与承山，善主肠风新下血；针三阴与气海，专司白浊久遗精。

且如肓俞横骨，泻五淋之久积；阴郄后溪，治盗汗之多出。脾虚谷以不消，脾俞膀胱俞觅；胃冷食而难化，魂门胃俞堪责。鼻痔必取龈交，瘿气须求浮白。大敦照海，患寒疝而善蠲；五里臂臑，生疬疮而能治。至阴屋翳，疗痒疾之疼多；肩髃阳溪，消瘾风之热极。

抑又论妇人经事改常，自有地机血海；女子少气漏血，不无交信合阳。带下产崩，冲门气冲宜审；月潮违限，天枢水泉细详。肩井乳痈而极效，商丘痔瘤而最良。脱肛趋百会尾翳之所，无子搜阴交石关之乡。中脘主乎积痢，外丘收乎大肠。寒疟兮商阳太溪验，痃癖兮冲门血海强。

夫医乃人之司命，非志士而莫为；针乃理之渊微，须至人之指教。先究其病源，后攻其穴道，随手见功，应针取效。方知玄理之玄，始达妙中之妙。此篇不尽，略举其要。

胜玉歌

胜玉歌兮不虚言，
此是杨家真秘传。
或针或灸依法语，
补泻迎随随手捻。
头痛眩晕百会好，
心疼脾痛上脘先。
后溪鸠尾及神门，
治疗五痫立便痊。
髀疼要针肩井穴，
耳闭听会莫迟延。
胃冷下脘却为良，
眼痛须觅清冷渊。

霍乱心疼吐痰涎，
巨阙着艾便安然。
脾疼背痛中渚泻，
头风眼痛上星专。
头项强急承浆保，
牙腮疼紧大迎全。
行间可治膝肿病，
尺泽能医筋拘挛。
若人行步苦艰难，
中封太冲针便痊。
脚背痛时商丘刺，
瘰疬少海天井边。
筋疼闭结支沟穴，
颔肿喉闭少商前。
脾心痛急寻公孙，
委中驱疗脚风缠。
泻却人中及颊车，
治疗中风口吐沫。
五疟寒多热更多，
间使大杼真妙穴。

经年或变劳怯者，
痞满脐旁章门决。
噫气吞酸食不投，
膻中七壮除膈热。
目内红痛苦皱眉，
丝竹攒竹亦堪医。
若是痰涎并咳嗽，
治却须当灸肺俞。
更有天突与筋缩，
小儿吼闭自然疏。
两手酸痛难执物，
曲池合谷共肩髃。
臂疼背痛针三里，
头风头痛灸风池。
肠鸣大便时泄泻，
脐旁两寸灸天枢。
诸般气证从何治，
气海针之灸亦宜。
小肠气痛归来治，
腰痛中空穴最奇。

腿股转酸难移步，
妙穴说与后人知。
环跳风市及阴市，
泻却金针病自除。
热疮臁内年年发，
血海寻来可治之。
两膝无端肿如斗，
膝眼三里艾当施。
两股转筋承山刺，
脚气复溜不须疑。
踝跟骨痛灸昆仑，
更有绝骨共丘墟。
灸罢大敦除疝气，
阴交针入下胎衣。
遗精白浊心俞治，
心热口臭大陵驱。
腹胀水分多得力，
黄疸至阳便能离。
肝血盛兮肝俞泻，
痔疾肠风长强欺。

针

灸

肾败腰痛小便频，
督脉两旁肾俞除。
六十六穴施应验，
故成歌诀显针奇。

席弘赋

凡欲行针须审穴，
要明补泻迎随诀。
胸背左右不相同，
呼吸阴阳男女别。
气刺两乳求太渊，
未应之时泻列缺。
列缺头痛及偏正，
重泻太渊无不应。
耳聋气痞听会针，
迎香穴泻功如神。
谁知天突治喉风，
虚喘须寻三里中。
手连肩脊痛难忍，
合谷针时要太冲。

曲池两手不如意，
合谷下针宜仔细。
心疼手颤少海间，
若要除根觅阴市。
但患伤寒两耳聋，
金门听会疾如风。
五般肘痛寻尺泽，
太渊针后却收功。
手足上下针三里，
食癖气块凭此取。
鸠尾能治五般痫，
若下涌泉人不死。
胃中有积刺璇玑，
三里功多人不知。
阴陵泉治心胸满，
针到承山饮食思。
大杼若连长强寻，
小肠气痛即行针。
委中专治腰间痛，
脚膝肿时寻至阴。

气滞腰疼不能立，
横骨大都宜救急。
气海专能治五淋，
更针三里随呼吸。
期门穴主伤寒患，
六日过经犹未汗。
但向乳根二肋间，
又治妇人生产难。
耳内蝉鸣腰欲折，
膝下明存三里穴。
若能补泻五会间，
且莫向人容易说。
睛明治眼未效时，
合谷光明安可缺。
人中治癫功最高，
十三鬼穴不须饶。
水肿水分兼气海，
皮内随针气自消。
冷嗽先宜补合谷，
却须针泻三阴交。

牙齿肿痛并咽痹，
二间阳溪疾怎逃。
更有三间肾俞妙，
善除肩背浮风劳。
若针肩井须三里，
不刺之时气未调。
最是阳陵泉一穴，
膝间疼痛用针烧。
委中腰痛脚挛急，
取得其经血自调。
脚痛膝肿针三里，
悬钟二陵三阴交。
更向太冲须引气，
指头麻木自轻飘。
转筋目眩针鱼腹，
承山昆仑立便消。
肚疼须是公孙妙，
内关相应必然瘳。
冷风冷痹疾难愈，
环跳腰俞针与烧。

风池风府寻得到,
伤寒百病一时消。
阳明二日寻风府,
呕吐还须上脘疗。
妇人心痛心俞穴,
男子疝癖三里高。
小便不禁关元好,
大便闭涩大敦烧。
髋骨腿疼三里泻,
复溜气滞便离腰。
从来风府最难针,
却用工夫度浅深。
倘若膀胱气未散,
更宜三里穴中寻。
若是七疝小腹痛,
照海阴交曲泉针。
又不应时求气海,
关元同泻效如神。
小肠气撮痛连脐,
速泻阴交莫再迟。

良久涌泉针取气，
此中玄妙少人知。
小儿脱肛患多时，
先灸百会次鸠尾。
久患伤寒肩背痛，
但针中渚得其宜。
肩上痛连脐不休，
手中三里便须求。
下针麻重即须泻，
得气之时不用留。
腰连胯痛急必大，
便于三里攻其隘。
下针一泻三补之，
气上攻噎只管在。
噎不住时气海灸，
定泻一时立便瘥。
补自卯南转针高，
泻从卯北莫辞劳。
逼针泻气令须吸，
若补随呼气自调。

针
灸

左右捻针寻子午，
抽针行气自迢迢。
用针补泻分明说，
更用搜穷本与标。
咽喉最急先百会，
太冲照海及阴交。
学者潜心宜熟读，
席弘治病最名高。

后　记

　　读研究生时与山东中医药大学毕业的师弟林磊同窗两载，他对中医经典之熟稔和热爱令我惊讶以至敬佩。2009 年冬天，在济南欣逢山东中医药大学中医文献研究所刘更生教授，得知刘教授等曾编印《中医经典必背》（被师生亲切地称为"红宝书"），数年间为数千学子研习中医奠定了坚实的基础，至此恍然师弟的学养其来有自。

　　这样好的书，当然要推广给更多的中医学子共享。于是力邀刘教授将此书交予我社出版，并配以涵盖中药、方剂、诊法、针灸等内容的"蓝宝书"。作者对两本小书昵称"二宝"，视之如子，爱深责切。书稿修改过程中反复核对各种版本，力求准确无误；且站在学生的阅读理解角度抉择某些字的选用（因篇幅小、形制便携，故原文不加校注），既利于记忆又能引导其思考。

中国的家长，一般不夸自己的孩子，故原书名为简单朴实的《中医必背》（上、下）。即将付梓之际，社内同仁提议，更名为《中医必背红宝书》《中医必背蓝宝书》，以突出该书特点。虽是俗称，但也颇切合实际，或许更能为读者所喜。

取这个名字，但愿能表达作者朴素而真诚的初衷——为中医做点实实在在的事。

两本小书于 2010 年 9 月出版，首印 5000 册上市不足 3 个月即销售一空，并被中国书刊发行业协会评为"2011年度全行业优秀畅销书品种"。近六年来，"二宝"收获了许多肯定，自豪之余，我经常在网上书店逐条查看"中差评"——真实的读者意见，是做出好书的助力。

意见集中于两方面：

一是内容不全。而这一点恰恰是本书的价值所在，不求全求多，而是结合名老中医经验，告诉读者中医入门"背什么、背多少、如何背"。

二是印装质量不佳。这同样是作者反复提出的意见，实在令人汗颜。针对于此，第2版我们将精选封面材料及内文用纸，严把印装质量关，使之成为真正的掌中宝典，让读者常翻长新。

包艳燕

2016年5月